ニールズヤード
12星座のアロマレシピ

NEAL'S YARD REMEDIES
Aromatherapy & Astrology

PARCO出版

Contents

Part 1

12太陽星座の
アロマセラピー & ハーブティー
Aromatherapy & Herbal Tea

幸運を引き寄せる、植物と太陽星座の深い関係 … 8

12太陽星座と支配星の対応表 … 10

7天体と植物の対応表 … 11

12太陽星座別 お守り精油とアロマミスト	12太陽星座別 開運ハーブティー
アロマミストの基本の材料と作り方 … 13	ハーブティーの抽出法 … 39
14　牡羊座　お守り精油《ブラックペッパー》	40　牡羊座　ネトル、エルダーフラワー、ローズヒップ
16　牡牛座　お守り精油《イランイラン》	41　牡牛座　ドライストロベリー、ドライアプリコット、ドライクランベリー、ローズヒップ、ルイボス
18　双子座　お守り精油《ペパーミント》	42　双子座　ペパーミント、レモングラス、レモンピール
20　蟹　座　お守り精油《クラリセージ》	43　蟹　座　ジャーマンカモミール
22　獅子座　お守り精油《オレンジスイート》	44　獅子座　ローズマリー、シナモン、オレンジ
24　乙女座　お守り精油《ラベンダー》	45　乙女座　ラベンダー、フェンネル、リコリス
26　天秤座　お守り精油《ゼラニウム》	46　天秤座　ローズ、ブルーマロウ、ベルベーヌ、オレンジフラワー
28　蠍　座　お守り精油《パチュリー》	47　蠍　座　ジンジャー、ラズベリーリーフ、ジャーマンカモミール
30　射手座　お守り精油《ジュニパーベリー》	48　射手座　ダンディライオンルート、バードック、リンデン
32　山羊座　お守り精油《サイプレス》	49　山羊座　ホーステール、ダンデリオンハーブ、緑茶葉
34　水瓶座　お守り精油《グレープフルーツ》	50　水瓶座　エキナセア、ユーカリ、エルダーフラワー
36　魚　座　お守り精油《プチグレン》	51　魚　座　リンデン、レモンバーム、レッドクローバー

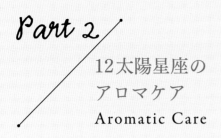

Introduction … 4
Attention! … 5

Afterword … 110
Information … 111

Part 2

12太陽星座の
アロマケア
Aromatic Care

さらなる魅力を引き出す、太陽星座別アロマケア … 54
12太陽星座と身体の対応表 … 55
アロマケアで使用する基材 … 56

58	牡羊座	ヘアローション、ヘッドトリートメントオイル
60	牡牛座	リップクリーム、マウスウォッシュ
62	双子座	ネイル&ハンドバーム、ハンドバス
64	蟹　座	バスミルク、デコルテのクレイパック
66	獅子座	ボディパウダー、パルファン
68	乙女座	お腹のトリートメントオイル、アロマキャンドル
70	天秤座	フレグラントバーム、臀部と腰部のケアオイル
72	蠍　座	半身浴用バスソルト、温湿布
74	射手座	レッグケアオイル、バスボム
76	山羊座	肩用ロールオンアロマ、ボディクリーム
78	水瓶座	レッグクーリングパック、フットバスオイル
80	魚　座	ボディバー（固形トリートメントオイル）、フットスクラブ

Part 3

12月星座の
フラワーエッセンス
Flower Essences

自分らしさを取り戻す、
　植物と月星座のユニークな関係 … 84

86	牡羊座	お守りフラワーエッセンス《インパチェンス》
88	牡牛座	お守りフラワーエッセンス《ゲンチアナ》
90	双子座	お守りフラワーエッセンス《セラトー》
92	蟹　座	お守りフラワーエッセンス《クレマチス》
94	獅子座	お守りフラワーエッセンス《ヴァーベイン》
96	乙女座	お守りフラワーエッセンス《セントーリー》
98	天秤座	お守りフラワーエッセンス《スクレランサス》
100	蠍　座	お守りフラワーエッセンス《チコリー》
102	射手座	お守りフラワーエッセンス《アグリモニー》
104	山羊座	お守りフラワーエッセンス《ミムラス》
106	水瓶座	お守りフラワーエッセンス《ウォーターバイオレット》
108	魚　座	お守りフラワーエッセンス《ロックローズ》

Introduction

精油やハーブに興味はあるけれど、
どうやって選べばいいのか、実はよく分からない。
いつも似たような香りばかりなので、
たまには好き嫌いに関係ない目線で
新しい香りを探してみたい。

それなら、「星座」を手がかりに
アプローチしてみてはいかがでしょうか。

あなたの「太陽」は何座ですか。
太陽星座には、各星座それぞれに
サポートしてくれる「精油」や「ハーブ」があります。
それから、各星座それぞれに
チャームポイント、あるいはウィークポイントにもなる
「身体の部位」と対応しています。
その部分を植物でケアすると、
さらなる魅力が引き出されます。
そんなふうに考えていくと、植物との関係はぐっと身近に、
そして、わくわくと楽しいものになっていきます。

あなたの「月」は何座ですか。
月星座には、各星座それぞれに
自分らしさを整える「フラワーエッセンス」があります。
上手く活用すれば、
のびのびとリラックスした状態で生きていけます。
それは今まであまり知られていなかった、
植物とのユニークな付き合い方です。

本書では、そうした植物とのよりよい関係を結ぶための
数々の方法を紹介しています。
あなたのため、そして、あなたの愛する人たちのため、
楽しみながら活用してください。

植物の力で、素晴らしい毎日が始まります。

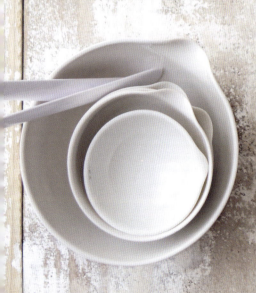

Attention!
注意事項

★ 精油は原液が直接肌につかないようにしてください。
また、絶対に飲用しないでください。
火の近くで使用するのは厳禁です。
幼児の手の届かない場所に保管してください。

★ ハーブティーの飲用については、
妊娠中や授乳中の方、持病のある方、薬を服用されている方は、
避けたり、たくさん摂取したりしないほうがよいとされるハーブもあるので、
医師あるいは薬剤師に相談してください。

★ 本書で紹介するアロマケアを最初に作るときは、パッチテスト（下記参照）を必ず行い、
トラブルが起きないことを確認してから作り始めてください。

★ 保存料や防腐剤などの添加物は使っていないので、
保存容器には「名称」と「作った日付」を記入したラベルシールを貼り、
使用期限内に使いきるようにします。
また、保存容器は煮沸消毒や消毒用エタノールを使うなどして、滅菌処理しておきます。
万が一、異常を感じたら、使用を中止してすぐに専門医に相談します。

★ 手作り化粧品やアロマクラフトを楽しむことは、自己責任のもとで行うのが原則です。
個人で作ったものを化粧品や医薬品として、許可なく他人に販売することは
法律で禁止されています。

> パッチテストのやり方

二の腕の内側などのやわらかい部分に、少量だけ塗り、24 時間ほど放置して、肌の状態をチェックします。
発疹、かゆみを感じるなどの異常があったら、すぐに水で洗い流して使用を中止します。

Part 1

12太陽星座の
アロマセラピー＆ハーブティー
Aromatherapy & Herbal Tea

12の太陽星座それぞれの魅力を引き出し、サポートしてくれる植物活用術があります。

各星座には司る天体があり、植物と結びついています。

このパートでは、星座ごとの「アロマセラピー」と「ハーブティー」との付き合い方を紹介。

暮らしに取り入れて、幸せを呼びこみましょう！

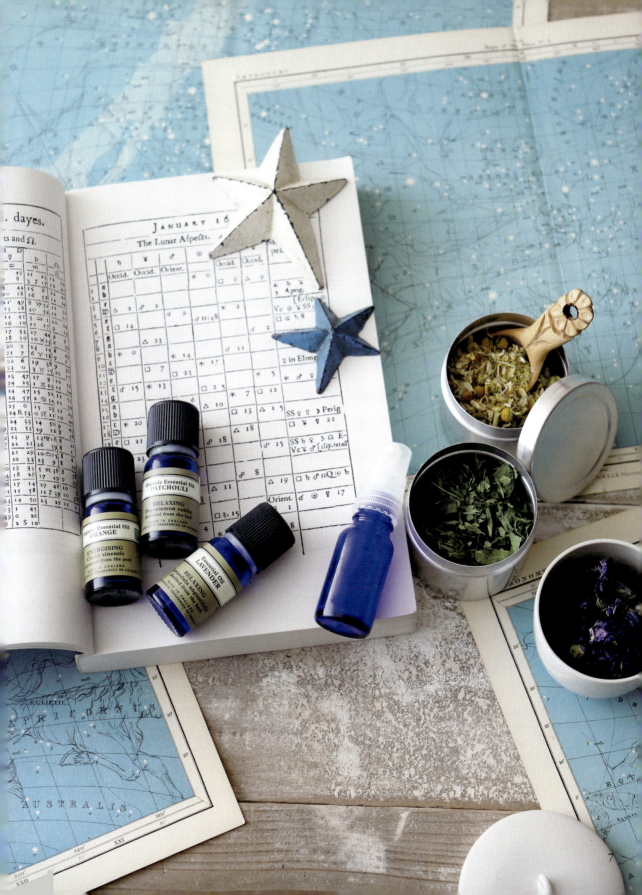

Part 1 / Aromatherapy & Herbal Tea

幸運を引き寄せる、植物と太陽星座の深い関係

12太陽星座と支配星

　一般的な星占いで使われる星座は、誕生日から導き出される「太陽星座」です。あなたが生まれた瞬間に太陽が入っていた星座で、太陽は約365日かけて順番に12星座を巡るので、誕生日から簡単に太陽星座を知ることができます。

　太陽星座は、「意識的な目標」や「生きる目的」などを表しています。それは「外」に向かって自覚的に発現されるもの。社会生活や他人との関わりのなかで、どんな個性や才能を発揮するかに加えて、考え方の傾向などを示すので、理解することで「人生を豊かに生きるために、大切にすべき方向性（ポイント）」がクリアに見えてきます。

　そうした12太陽星座の個性は、各星座によって異なります。例えば牡羊座はポジティブ、牡牛座は五感が豊か、双子座は社交的、蟹座は母性豊か、獅子座は誇り高く、乙女座は気配り上手、天秤座は調和を尊び、蠍座は密かな情熱家。というのも、12太陽星座はそれぞれに「支配星」があり、その影響を少なからず受けているからです。

　あなたの太陽が健やかなバランスで活かされていると、充実した日々を思うように生きていけます。一方、エネルギーが不足したり、過剰になったりしてバランスが崩れてしまうと、不平不満や愚痴の多い人生になってしまいます。

「お守り精油」と「開運ブレンド」

　さて、あなたと同じように、植物にも、影響を与える支配星があることをご存知でしたか。

ヨーロッパでは、紀元前から17世紀ごろまで、病気の治療にハーブと天体の動きを利用し

てきました。植物の効能、性質、色、形、成長の速さなどの特徴と各植物の支配星は、関

連づけられていたそうです。そうした古代からの伝承を、17世紀のイギリス人ハーバリス

トで薬剤師でもあったニコラス・カルペッパーがまとめ、出版しました。

　同じ支配星をもつ太陽星座と植物は、親和性が高く、共鳴し合います。なので、植物

の香りが濃縮された精油や、植物の有用性そのものであるハーブといった植物の力を借

りて、支配星のエネルギーを補って強めたり、崩れたバランスを調整したりすることがで

きるのです。

　本書では、各太陽星座と同じ支配星をもつ精油、つまり、その星座を象徴する精油を「お

守り精油」と銘打って紹介しています。また、お守り精油と相性のいい香りを組み合わせた、

星座別のアロマミストのレシピも載せました。

　そして、各太陽星座と同じ支配星をもつハーブと相性のいい「開運ブレンド」のスペシャ

ルレシピも紹介しています。

Part 1 / Aromatherapy & Herbal Tea

12太陽星座と支配星の対応表

12太陽星座それぞれに強い影響を与える支配星が定められています。
なお、蠍座の火星、水瓶座の土星、魚座の木星については、
冥王星、天王星、海王星が発見される前に支配星とされていたもので、
現在でも支配星のひとつと考えられています。

♈	牡羊座	3.21-4.19	火星
♉	牡牛座	4.20-5.20	金星
♊	双子座	5.21-6.21	水星
♋	蟹座	6.22-7.22	月
♌	獅子座	7.23-8.22	太陽
♍	乙女座	8.23-9.22	水星
♎	天秤座	9.23-10.23	金星
♏	蠍座	10.24-11.22	火星／冥王星
♐	射手座	11.23-12.21	木星
♑	山羊座	12.22-1.19	土星
♒	水瓶座	1.20-2.18	土星／天王星
♓	魚座	2.19-3.20	木星／海王星

星座の期間は年によって違う場合がありますので、ご注意ください。

7 天体と植物の対応表

天体は植物（精油、ハーブ）にも影響を与えています。
なお、ペパーミント、ユーカリなどのように、
ひとつの植物（精油、ハーブ）が複数の天体に対応する場合もあります。

太陽	[精油] オレンジスイート、ベルガモット、マンダリン、ローズマリー フランキンセンス、ベンゾイン、ジュニパーベリー、ネロリ、ミルラ カモミール、グレープフルーツ、シナモンリーフ [ハーブ] カレンデュラ、セントジョンズワート、オレンジ、マンダリン オレンジフラワー、ローズマリー、ジュニパーベリー、カモミール グレープフルーツ、シナモン、サフラン
月	[精油] クラリセージ、レモン、ライム、カモミール、ジャスミン [ハーブ] クラリセージ、レモン、ライム、カモミール、ローズヒップ、キャベツ、レタス
水星	[精油] マージョラムスイート、ペパーミント、フェンネル、ラベンダー クラリセージ、ユーカリ、レモングラス [ハーブ] ペパーミント、フェンネル、ラベンダー、ユーカリ、レモングラス マージョラム、パセリ、リコリス
金星	[精油] ローズ、ゼラニウム、イランイラン、パルマローザ、タイムリナロール ペパーミント、コリアンダー、カルダモン [ハーブ] エルダーフラワー、ブルーマロウ、バードック、アップル、ピーチ アプリコット、ベリー類（ストロベリー、ブルーベリー、ラズベリーなど）、洋なし トマト、ローズ、タイム、ペパーミント、コリアンダー、カルダモン
火星	[精油] パイン、ブラックペッパー、ジンジャー [ハーブ] ネトル、ブラックペッパー、ジンジャー、バジル、マスタード
木星	[精油] リンデン、プチグレン、ベンゾイン、ジュニパーベリー、ジャスミン メリッサ、シナモンリーフ [ハーブ] ダンディライオン、リンデン、セージ、ジュニパーベリー、レモンバーム シナモン、アスパラガス
土星	[精油] シダーウッド、ユーカリ、ベチバー、パチュリー、サイプレス [ハーブ] ホーステール（スギナ）、ナズナ

12太陽星座別
お守り精油とアロマミスト
Aromatherapy

太陽星座別の「お守り精油」と、
その精油を使って作る「アロマミスト」レシピを紹介。
香りがあなたの人生をサポートしてくれます。

Basic Materials & Recipe

アロマミストの基本の材料と作り方

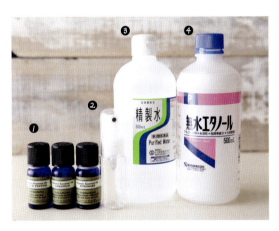

❶ 精油
英語では、エッセンシャルオイルと呼ばれる。植物の油細胞のある部位（花、葉、果皮、根など）から、水蒸気蒸留法や圧搾法などの方法で揮発成分を抽出したもの。

❷ スプレー容器
30〜50mlのスプレー容器が望ましい。遮光性のあるガラス容器がおすすめだが、透明なプラスチック製でも差し支えない。

❸ 精製水
不純物を取り除いた水。軟水のミネラルウォーターでも代用可。薬局で購入できる。

❹ 無水エタノール
エタノール濃度99.5%以上。油溶性の精油と水を混ぜる目的で使う。

＊ちなみに、消毒用エタノールはエタノール濃度76.9〜81.4%。作る前に手指や器具、容器類を消毒するために使う。ともに薬局で購入できる。

★アロマミスト［30ml分］

各太陽星座の精油3種
　（1種はお守り精油）…計5滴
無水エタノール … 5ml
精製水 … 25ml

◎作り方
精油類を無水エタノールに溶かし、
それから精製水を加えてアロマミストを作る。
精油は水溶性ではないので、水とは混ざらない。
そこで、精油と精製水をなじませるために、
無水エタノールも基材として使う。
ただし、無水エタノールの分量が多すぎると、
香りの印象が変わってしまう。

◎使い方
ルームスプレーとして部屋に香りを拡散させたり、
ピローミストとして枕に香りを吹きかけたりして
楽しむ。無水エタノールの力を借りても、
完全には混ざり合っていないので、
スプレーする前にはよく振ること。

◎保存
冷暗室に保存して、2週間以内に使いきる。

＊アロマミストは、各太陽星座のお守り精油に、
　ブレンドしやすい精油2種を組み合わせています。
＊直接肌にはつけられませんのでご注意ください。

Aromatherapy

牡羊座
3.21-4.19
支配星 火星

Aries

ポジティブな牡羊座のお守り精油は、ひらめきとパワーをもたらすシャープな香りの「ブラックペッパー」

12星座のトップである牡羊座は、強いパイオニア精神にあふれています。直感にしたがって誰よりも早く未知の世界へ飛びこみ、前へ前へとポジティブに突き進むのが得意。そして、迅速な行動を好みます。独立心が強く、頭の回転も速いので、すぐやる、今やる、必ずやるといった、シンプルな行動パターンを美徳とします。

そうした牡羊座がバランスを崩すと、直感やひらめきをしっかりキャッチできず、早とちりして何にでも無目的に突き進んで失敗し、不満がつのることになりかねません。

そんなときには、同じ火星が対応する「ブラックペッパー」でバランスを取り戻しましょう。火星に対応する精油は、ジンジャーなどのスパイス系が多いのですか、なかでもシャープでスパイシーな香りが特徴のブラックペッパーは、牡羊座の情熱を呼び起こして持ち味を活かしてくれる、頼もしいお守り精油となってくれるでしょう。

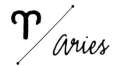

\ お守り精油 /

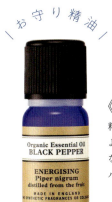

《 ブラックペッパー 》

料理のスパイスとして使う黒胡椒と同じように、体をじんわり温めます。弱気になったり、消極的になったりしたとき、パワーアップに役立つでしょう。

★牡羊座のアロマミスト ［30mℓ分］

ブラックペッパー … 1滴　　無水エタノール … 5mℓ
ローズマリー … 2滴　　精製水 … 25mℓ
ゼラニウム … 2滴

◎作り方
1. 殺菌消毒したスプレー容器に無水エタノールを入れ、精油類を加えてよく混ぜ合わせる。
2. 精製水を加え、キャップをしてよく振りながら混ぜ合わせる。

（牡羊座のエネルギーが過剰になったとき）

牡羊座のポジティブなエネルギーがオーバーヒート気味のときには、バランス感覚を手に入れるため、牡羊座から7番目にある対向星座（180度反対側）天秤座のお守り精油「ゼラニウム」を活用して、しばし立ち止まってみましょう。

Aromatherapy

15

牡牛座

4.20 - 5.20

支配星 金星

Taurus

五感が豊かな牡牛座のお守り精油は、
官能的で濃密な南国の花の香りの
「イランイラン」

視覚、嗅覚、聴覚、味覚、触覚の五感にすぐれ、自分が欲しいと思うもの（自分の五感が喜ぶもの）をはっきり自覚している牡牛座。自分自身を心地よくするため、慎重にこつこつと行動して目的を果たすという、粘り強さも備えています。おしゃれやグルメなど、豊かな感性で人生をじっくり味わい、楽しむのが好きなのです。

そうした牡牛座がバランスを崩すと、執着心が強くなって頑固になり、心も体もがちがちと固まって、ネガティブ思考に陥ってしまう傾向があります。

そんなときには、同じ金星が対応する「イランイラン」でバランスを取り戻しましょう。金星に対応する精油は、ローズ、ゼラニウムなどフローラル系の香りが多いのですが、なかでも南国を思わせる官能的で濃密な香りのイランイランは、牡牛座の五感を豊かに満たし、ポジティブ思考を起動させる、頼もしいお守り精油となってくれるでしょう。

♉ Taurus

＼お守り精油／

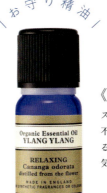

《 イランイラン 》

ストレスを抱えてイライラする、心配や不安が続いているときなど、うっとりする香りがリラックスを促して、穏やかな気分にさせてくれるでしょう。

★ 牡牛座のアロマミスト ［30mℓ分］

イランイラン … 2滴　　無水エタノール … 5mℓ
ゼラニウム … 1滴　　精製水 … 25mℓ
マンダリン … 2滴

◎作り方
1. 殺菌消毒したスプレー容器に無水エタノールを入れ、精油類を加えてよく混ぜ合わせる。
2. 精製水を加え、キャップをしてよく振りながら混ぜ合わせる。

（牡牛座のエネルギーが過剰になったとき）

牡牛座の固執するエネルギーがオーバーヒート気味のときには、変容性を手に入れるため、牡牛座から7番目にある対向星座（180度反対側）蠍座のお守り精油「パチュリー」を活用して、五感の呪縛から解放されましょう。

双子座

5.21-6.21

支配星 水星

gemini

社交的な双子座のお守り精油は、軽やかな思考をサポートする香りの「ペパーミント」

　フットワーク軽くあらゆる情報にアクセスして、そこから必要なものをきびきびと選び取り、いつの間にか自分をレベルアップさせる知識として身につけている双子座。最新のニュースをキャッチする感度の高さも抜群です。また、伝えることも得意なメッセンジャーなので、いろんな人たちと楽しくコミュニケーションすることができます。

　そうした双子座がバランスを崩すと、ムダな情報に振り回されたり、実のないゴシップに詳しくなったり。情報の渦に飲みこまれて、身動きが取れなくなることがあります。

　そんなときには、同じ水星が対応する「ペパーミント」でバランスを取り戻しましょう。水星に対応する精油は、公転周期の早い水星同様、成長の早いフェンネル、ラベンダーなどが多いのですが、なかでも香りの立ち上がりが早く、集中力を高めてくれるシャープな香りのペパーミントは、双子座の取捨選択の能力を取り戻し、いい意味の軽さをもたす、頼もしいお守り精油となってくれるでしょう。

II / gemini

\お守り精油/

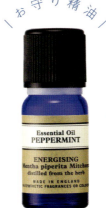

《 ペパーミント 》

何千年も前から、消化器系の不調に効く薬草として使われてきました。爽快な香りは、気持ちに迷いがあるとき、新たに一歩前進をはかりたいときに、役立つでしょう。

★ 双子座のアロマミスト ［30mℓ分］

ペパーミント … 1滴　　無水エタノール … 5mℓ
マージョラムスイート … 3滴　　精製水 … 25mℓ
フェンネル … 1滴

◎作り方
1. 殺菌消毒したスプレー容器に無水エタノールを入れ、精油類を加えてよく混ぜ合わせる。
2. 精製水を加え、キャップをしてよく振りながら混ぜ合わせる。

（双子座のエネルギーが過剰になったとき）

双子座の好奇心を刺激するエネルギーがオーバーヒート気味のときには、ひとつのことに集中する力を手に入れるため、双子座から7番目の対向星座（180度反対側）射手座のお守り精油「ジュニパーベリー」を活用して、頭の中の情報を整理してみましょう。

蟹座

6.22-7.22

支配星 月

Cancer

母性豊かな蟹座のお守り精油は、
心身をゆるめ、温かみのある香りの
「クラリセージ」

　人を包みこむ温かい母性がいっぱいの蟹座は、特に家族や身内といった自分に近い人たちにたっぷりと愛情を注ぐ傾向が強いようです。直感や理屈よりも、感情優先。信頼できる人とは豊かで親密な関係を築けるので、相手のために何かしてあげようと、無理することなく、ごく自然に尽くせるやさしさを備えています。

　そうした蟹座がバランスを崩すと、殻にこもって、他人に心を開かなくなってしまいます。また、自分に自信がもてず、不平不満が多くなる場合もあります。

　そんなときには、同じ月が対応する「クラリセージ」でバランスを取り戻しましょう。月に対応する精油は、フローラル系のカモミールやジャスミン、果実が酸っぱいライムやレモンなどですが、心と体がリラックスして幸せな気持ちになる香りのクラリセージは、蟹座のやさしい母性を揺り起こしてくれる、頼もしいお守り精油となってくれるでしょう。

69 / Cancer

＼お守り精油／

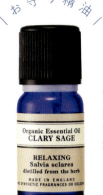

《 クラリセージ 》

かたくなになった心や、緊張からくる体のこわばりをやさしくほぐして、心身を解放させてくれます。落ち着きを取り戻し、幸せな気分にしてくれるでしょう。

★ **蟹座のアロマミスト** [30㎖分]

クラリセージ … 1滴　　無水エタノール … 5㎖
カモミールローマン … 1滴　　精製水 … 25㎖
レモン … 3滴

◎作り方
1. 殺菌消毒したスプレー容器に無水エタノールを入れ、精油類を加えてよく混ぜ合わせる。
2. 精製水を加え、キャップをしてよく振りながら混ぜ合わせる。

（蟹座のエネルギーが過剰になったとき）

蟹座の身内や仲間を守るエネルギーがオーバーヒート気味のときには、他者にも心を開くため、蟹座から7番目の対向星座（180度反対側）山羊座のお守り精油「サイプレス」を活用して、大きな愛情をもってみましょう。

Aromatherapy

獅子座

7.23-8.22

支配星 太陽

Leo

誇り高い獅子座のお守り精油は、
太陽エネルギーいっぱいの香りの
「オレンジスイート」

　人の注目を集める芯の強さをもち合わせ、自分の人生をセルフプロデュースしたい獅子座。自分らしく輝いていられることをしたい気持ちが強く、そうしたことには惜しみなく情熱を注ぎこみます。また、正々堂々とした親分肌であり、周囲をぐいぐいとリードしていきます。言動にはウソや偽りがなく、あまりにも正直すぎて、他人の反感を買ってしまうことがあるほど。

　そうした獅子座がバランスを崩すと、周りの空気が読めずに独りよがりになって、気がつくと孤立してしまっていた、ということがあります。

　そんなときには、同じ太陽が対応する「オレンジスイート」でバランスを取り戻しましょう。太陽に対応する精油は、太陽神に捧げたフランキンセンスやベルガモット、マンダリンなどシトラス系の香りがあるのですが、なかでもフレッシュでほっとする香りのオレンジスイートは、獅子座の堂々としたオーラを取り戻し、華やかさをもたらす、頼もしいお守り精油となってくれるでしょう。

♌ / Leo

＼お守り精油／

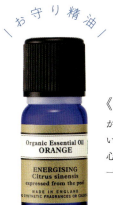

《 オレンジスイート 》

がんばり続けて疲れた、挫折感を抱いているというときには、誰にでも好まれる安心感のある甘い香りが、救世主に。もう一度やる気をもたらしてくれるでしょう。

★ **獅子座のアロマミスト** ［30㎖分］

オレンジスイート … 2滴　　無水エタノール … 5㎖
フランキンセンス … 2滴　　精製水 … 25㎖
ベチバー … 1滴

◎作り方
1. 殺菌消毒したスプレー容器に無水エタノールを入れ、精油類を加えてよく混ぜ合わせる。
2. 精製水を加え、キャップをしてよく振りながら混ぜ合わせる。

（獅子座のエネルギーが過剰になったとき）

獅子座の自己主張のエネルギーがオーバーヒート気味のときには、クールさを手に入れるため、獅子座から7番目の対向星座（180度反対側）水瓶座のお守り精油「グレープフルーツ」を活用して、協調性を保ちましょう。

乙女座

8.23 - 9.22

支配星 水星

Virgo

気配り上手な乙女座のお守り精油は、清潔感あふれるハーブ調の香りの「ラベンダー」

こまやかな気配りができるだけでなく、実務的なスキルにもたけている、有能な乙女座。いつもやさしいハートで周囲の人に接し、そのことに生きる喜びを感じています。人の役に立つことを望んでいるので、そのために何をすればいいのか、絶えず他人や自分の状況を緻密に分析し、合理的な方法を見つけ出そうとする真面目な努力を怠りません。

そうした乙女座がバランスを崩すと、奉仕する喜びを感じ取れなくなり、周囲の人や自分に対して、つい細かくて厳しい批判の目線を向けてしまうことがあるでしょう。

そんなときには、同じ水星が対応する「ラベンダー」でバランスを取り戻しましょう。水星に対応する精油は、公転周期の早い水星同様に成長の早いフェンネルやペパーミントなどですが、清潔感あふれるハーブ調の香りのラベンダーは、乙女座の癒しの力を再び湧き出させてくれる、頼もしいお守り精油となってくれるでしょう。

Part 1

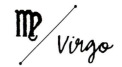

＼ お守り精油 ／

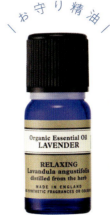

《 ラベンダー 》

さまざまな作用をもつ、最もオールマイティな精油です。ストレスや緊張が取れないとき、心と体のバランスを保って、リラックスを促してくれるでしょう。

★ **乙女座のアロマミスト** [30mℓ分]

ラベンダー … 2滴 　　無水エタノール … 5mℓ
レモングラス … 2滴 　　精製水 … 25mℓ
パルマローザ … 1滴

◎作り方
1. 殺菌消毒したスプレー容器に無水エタノールを入れ、精油類を加えてよく混ぜ合わせる。
2. 精製水を加え、キャップをしてよく振りながら混ぜ合わせる。

（乙女座のエネルギーが過剰になったとき）

乙女座の緻密に分析するエネルギーがオーバーヒート気味のときには、受け入れる力を手に入れるため、乙女座から7番目の対向星座（180度反対側）魚座のお守り精油「プチグレン」を活用して、自分が疲れないようにしましょう。

天秤座

9.23-10.23

支配星 金星

Libra

調和を尊ぶ天秤座のお守り精油は、華やかで甘いフローラル系の香りの「ゼラニウム」

バランス感覚にすぐれた天秤座は、調和をとても大切にします。自分と他人との兼ね合いを上手く調整できるので、外交的ですし、人と人との架け橋になります。また、美しいものが大好きで美意識が高く、ごく自然とスマートでソフトな振る舞いができ、誰が見ても美しいと思うエレガントなファッションセンスも魅力的です。

そうした天秤座がバランスを崩すと、自分自身を見失い、周囲の視線ばかりが気になり始めます。優柔不断になるので、NOがいえなくなる傾向も見受けられます。

そんなときには、同じ金星が対応する「ゼラニウム」でバランスを取り戻しましょう。金星に対応する精油は、ローズ、イランイランなどフローラル系の香りが多いのですが、なかでも華やかで甘い香りのゼラニウムは、天秤座の調整能力を取り戻し、抜群のバランス感覚を起動させる、頼もしいお守り精油となってくれるでしょう。

♎ / Libra

\お守り精油/

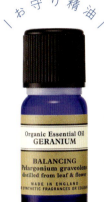

《 ゼラニウム 》

鎮静と高揚、両面の作用があり、心と体のバランス調整に活躍します。そわそわして周囲が気になるときなど、平常心に戻してくれるでしょう。

★ 天秤座のアロマミスト [30ml分]

ゼラニウム …2滴　　無水エタノール …5ml
ベルガモット …2滴　　精製水 …25ml
パロマローザ …1滴

◎作り方
1. 殺菌消毒したスプレー容器に無水エタノールを入れ、精油類を加えてよく混ぜ合わせる。
2. 精製水を加え、キャップをしてよく振りながら混ぜ合わせる。

天秤座の
エネルギーが
過剰になったとき

天秤座の他者と調和をはかるエネルギーがオーバーヒート気味のときには、独立心を手に入れるため、天秤座から7番目の対向星座（180度反対側）牡羊座のお守り精油「ブラックペッパー」を活用して、自分自身を取り戻しましょう。

Aromatherapy

蠍座

10.24-11.22

支配星 火星（冥王星）

Scorpio

密かに情熱を燃やす蠍座のお守り精油は、エキゾチックでスモーキーな香りの「パチュリー」

　目的意識をもち、ひとつのことを深く掘り下げて追求する能力があるのが蠍座です。胸の奥底で密かに情熱の炎を燃やし続け、内へ内へと突き詰めていくタイプ。ものごとの真理を見極められる、鋭い洞察力をもち合わせています。また、どんな逆境にも耐えていけるので、目的意識を失わずに努力をし続けることができるでしょう。

　そうした蠍座がバランスを崩すと、うっ屈した気持ちが妬みなどのネガティブな感情になって、他人に脅威を与えてしまうことになりかねません。

　そんなとき、火星だけでなく、冥王星を副支配星にもつ蠍座は、冥王星のイメージをもつ「パチュリー」でバランスを取り戻しましょう。エキゾチックでスモーキーなオリエンタル系の香りが印象的なパチュリーは、蠍座の不屈の精神をプラス方向に発揮させる、頼もしいお守り精油となってくれるでしょう。

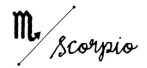

＼お守り精油／

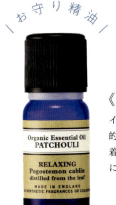

《 パチュリー 》

インドやインドネシアが原産地の、個性的な香りは、うつうつとした気分を落ち着かせ、気持ちをグラウンディング（地に足をつける）させてくれるでしょう。

★ 蠍座のアロマミスト ［30mℓ分］

パチュリー … 1滴　　無水エタノール … 5mℓ
パイン … 2滴　　精製水 … 25mℓ
ライム … 2滴

◎作り方
1. 殺菌消毒したスプレー容器に無水エタノールを入れ、精油類を加えてよく混ぜ合わせる。
2. 精製水を加え、キャップをしてよく振りながら混ぜ合わせる。

（蠍座のエネルギーが過剰になったとき）

蠍座の内なる欲望のエネルギーがオーバーヒート気味のときには、おおらかさを手に入れるため、蠍座から7番目の対向星座（180度反対側）牡牛座のお守り精油「イランイラン」を活用して、頑なになった気持ちをゆるめましょう。

射手座

11.23-12.21

支配星　木星

Sagittarius

ダイナミックな射手座のお守り精油は、心身をすっきりさせるクリアな香りの「ジュニパーベリー」

高い理想を掲げ、グローバルな視野で果敢にチャレンジしていく射手座に計画性が備わると、スケールの大きいことを成し遂げるダイナミックな可能性があります。その一方で、ダメだと分かると深追いはせず、あっさりと手を引く潔さもあります。ネガティブに思い詰めたり、悩んだりすることなく、新しい理想に向かって、上手に方向転換できる楽観的な自由さがあるのです。

そうした射手座がバランスを崩すと、飽きっぽくなってしまい、すべて中途半端になったり、すぐにやめてしまったりするなどの事態が起こりかねません。

そんなときには、同じ木星が対応する「ジュニパーベリー」でバランスを取り戻しましょう。木星に対応する精油は、フローラル系のジャスミン、シトラス系のメリッサなど、芳醇でロマンチックな香りのものが多いのですが、なかでも爽やかな樹木系でクリアな香りが特徴のジュニパーベリーは、射手座の楽観的な未来志向を発動させる、頼もしいお守り精油となってくれるでしょう。

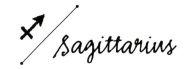

＼お守り精油／

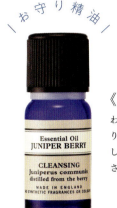

《 ジュニパーベリー 》
わだかまりやネガティブな感情をすっきり浄化してくれます。また、意志を強くして、面倒なことや困難に立ち向かう強さを与えてくれるでしょう。

★ 射手座のアロマミスト ［30㎖分］

ジュニパーベリー … 2滴　　無水エタノール … 5㎖
シナモンリーフ … 1滴　　精製水 … 25㎖
マージョラムスイート … 2滴

◎作り方
1. 殺菌消毒したスプレー容器に無水エタノールを入れ、精油類を加えてよく混ぜ合わせる。
2. 精製水を加え、キャップをしてよく振りながら混ぜ合わせる。

（射手座のエネルギーが過剰になったとき）

射手座の理想を求めるエネルギーがオーバーヒート気味のときには、精度の高い選択眼を手に入れるため、射手座から7番目の対向星座（180度反対側）双子座のお守り精油「ペパーミント」を活用して、欲張りすぎないようにしてみましょう。

山羊座
12.22-1.19
支配星 土星

Capricorn

堅実な山羊座のお守り精油は、森を思わせるフレッシュな香りの「サイプレス」

　山羊座は責任感が強く、努力を重ねることでプレッシャーをはねのけます。時間をかけて社会の中で自分を成長させていく能力が高く、孤独やストレスにも強い傾向があるので、人生の基盤を確立させることにつながるでしょう。また、伝統やルール、社会秩序をとても大切にし、ものごとを客観的にとらえることもできる落ち着いたタイプになります。

　そうした山羊座がバランスを崩すと、ストレスに負けて自分を卑下し、融通がきかない頑固者になったり、他人に自分の真面目さを押しつけたりする場合もあります。

　そんなときには、同じ土星が対応する「サイプレス」でバランスを取り戻しましょう。土星に対応する精油は、樹木系のシダーウッド、スモーキーな香りのパチュリーなどですが、なかでも公転周期の遅い土星同様にゆっくり成長し、フレッシュな樹木系でヒノキに似た香りが特徴のサイプレスは、山羊座の自分を信じる力を呼び覚ましてくれる、頼もしいお守り精油となってくれるでしょう。

♑ Capricorn

「お守り精油」

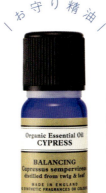

《 サイプレス 》

森林浴をしているような爽やかな香りは、受け入れたり、受け流したりと、さまざまな変化に対する不安を取り除き、受容する力を与えてくれるでしょう。

★ 山羊座のアロマミスト ［30㎖分］

サイプレス … 3滴　　無水エタノール … 5㎖
シダーウッド … 1滴　　精製水 … 25㎖
ラベンダー … 1滴

◎作り方
1. 殺菌消毒したスプレー容器に無水エタノールを入れ、精油類を加えてよく混ぜ合わせる。
2. 精製水を加え、キャップをしてよく振りながら混ぜ合わせる。

（山羊座のエネルギーが過剰になったとき）

山羊座の生真面目なエネルギーがオーバーヒート気味のときには、自分自身へのいたわりを手に入れるため、山羊座から7番目の対向星座（180度反対側）蟹座のお守り精油「クラリセージ」を活用して、心身をリラックスさせましょう。

Aromatherapy

水瓶座

1.20-2.18

支配星 土星（天王星）

Aquarius

個性的な水瓶座のお守り精油は、爽やかな苦みが魅力的な香りの「グレープフルーツ」

水瓶座は立場や身分を超えて、いろいろな人と平等につながることができます。既成概念にとらわれない斬新なアイディアのもち主でもあり、そうしたユニークな発想を仲間とシェアすることで、マンネリを打破する新風を巻き起こします。改革という言葉がよく似合う、個性的な静かなるリーダーといった感じなのです。

そうした水瓶座がバランスを崩すと、ときとして、やたらと体制に反対する、単なる変わり者で終わってしまうという可能性があります。

そんなとき、土星だけでなく、天王星を副支配星にもつ水瓶座は、天王星のイメージをもつ「グレープフルーツ」でバランスを取り戻しましょう。爽やかなシトラス系の香りが特徴のグレープフルーツは、水瓶座の個性をベストな形で呼び起こして革新の力を活かす、頼もしいお守り精油となってくれるでしょう。

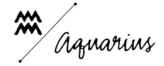

＼お守り精油／

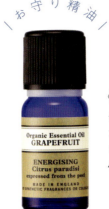

《 グレープフルーツ 》
シトラス系の精油は全般的に気分をアップさせます。グレープフルーツは、改革したい欲求から生じる心の滞りを浄化し、心を軽やかにしてくれるでしょう。

★ 水瓶座のアロマミスト ［30㎖分］

グレープフルーツ … 3滴　　無水エタノール … 5㎖
ユーカリ … 1滴　　精製水 … 25㎖
シダーウッド … 1滴

◎作り方
1. 殺菌消毒したスプレー容器に無水エタノールを入れ、精油類を加えてよく混ぜ合わせる。
2. 精製水を加え、キャップをしてよく振りながら混ぜ合わせる。

（水瓶座のエネルギーが過剰になったとき）

水瓶座のアバンギャルドなエネルギーがオーバーヒート気味のときには、安心感を手に入れるため、水瓶座から7番目の対向星座（180度反対側）獅子座のお守り精油「オレンジスイート」を活用して、バランスを保ちましょう。

魚座
2.19-3.20

支配星 木星（海王星）

Pisces

ロマンチストな魚座のお守り精油は、
初々しく可憐でやさしい香りの
「プチグレン」

　人の気持ちに対する共感力が高く、愛にあふれるロマンチストが魚座です。限りなく人に寄り添うやさしさのもち主で、ほわほわとしたやわらかなイメージです。感情はデリケートで感度が高く、そうした繊細さを自分なりに大切にし、夢をもって世の中を自由自在に泳ぐように生きるでしょう。

　そうした魚座がバランスを崩すと、つかみどころがなく夢見がちになってしまい、自分を犠牲にしたり、他人に依存したりすることにもなりかねません。

　そんなとき、木星だけでなく、海王星を副支配星にもつ魚座は、海王星のイメージをもつ「プチグレン」でバランスを取り戻しましょう。フローラル系で軽く可憐な香りが特徴のプチグレンは、魚座の高い感性を取り戻して、現実感をよみがえらせる、頼もしいお守り精油となってくれるでしょう。

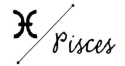

\ お守り精油 /

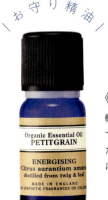

《 プチグレン 》

軽快なフローラル系の可憐な印象の香りで、自分の気持ちがよく分からなくなったとき、心が解きほぐされ、本当の思いに気づかせてくれるでしょう。

★ **魚座のアロマミスト** [30mℓ分]

プチグレン … 2滴　　無水エタノール … 5mℓ
シナモンリーフ … 1滴　精製水 … 25mℓ
ライム … 2滴

◎作り方
1. 殺菌消毒したスプレー容器に無水エタノールを入れ、精油類を加えてよく混ぜ合わせる。
2. 精製水を加え、キャップをしてよく振りながら混ぜ合わせる。

（魚座のエネルギーが過剰になったとき）

魚座の夢見がちなエネルギーがオーバーヒート気味のときには、現実に向き合う力を手に入れるため、魚座から7番目の対向星座（180度反対側）乙女座のお守り精油「ラベンダー」を活用して、心の鎮静を取り戻しましょう。

Aromatherapy

12太陽星座別
開運ハーブティー
Herbal Tea

太陽星座別の「開運ハーブティー」レシピを紹介。
目覚めのとき、息抜きタイム、夜のくつろぎの時間に、
ハーブティーであなたの心身をいたわってあげましょう。

Making Herbal Tea

ハーブティーの抽出法

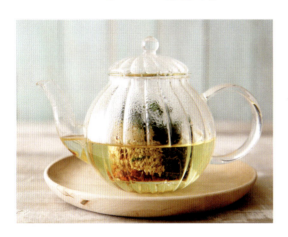

★ 熱湯で抽出（浸剤）

　基本的なハーブティーの淹れ方です。ティーポットにハーブを入れて熱湯を注ぎ、3〜5分間蒸らして有効成分を抽出します。花や葉を使ったハーブは3分間、根や種子を使ったハーブは5分間、いろいろな種類をブレンドしたものは4分間を目安に蒸らすと効果的です。

　ハーブティーを淹れたら、その日のうちに飲みきることをおすすめします。作り置きはせず、余った分は、うがいに使ったり、お風呂に入れたりして楽しんでください。

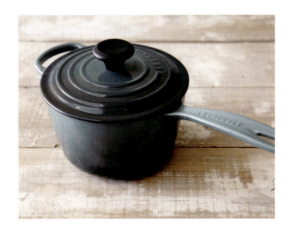

★ 煮出して抽出（煎剤）

　煮出してハーブの有効成分を抽出する方法です。一般的には、硬い根や種子などのハーブを使う場合に水から煮出すことが多いのですが、本書では、牛乳とともに火にかけて煮出す蟹座の開運ブレンド（43ページ）、オレンジジュースの獅子座の開運ブレンド（44ページ）でこの方法を使います。

　強火でぐつぐつと煮るのではなく、弱火で5分ほどじっくり温め、沸騰させずに煮出します。煮出し終えたハーブは、すぐに取り出します。市販のお茶パックにハーブを詰めると、後片付けが楽です。

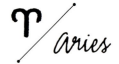

牡羊座
3.21-4.19
支配星 火星

ひらめいたら、すぐに行動したい牡羊座。
元気のもとになる
ミネラル＆ビタミンをチャージして、
エネルギッシュに前進しましょう！

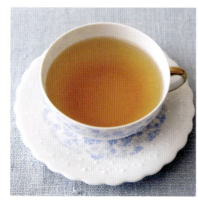

★ 開運ブレンド [1杯分]

ネトル … 1g
エルダーフラワー … 1g
ローズヒップ … 2g

◎作り方
1. ティーポットにハーブ類を入れて熱湯200mlを注ぎ、フタをして4分ほど蒸らして成分を抽出する。
2. ストレーナーでこしながらカップに注ぐ。

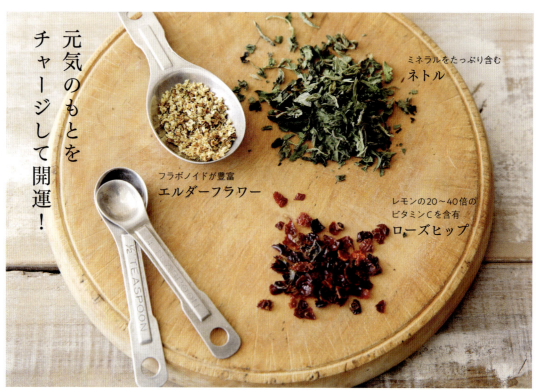

元気のもとをチャージして開運！

ミネラルをたっぷり含む
ネトル

フラボノイドが豊富
エルダーフラワー

レモンの20～40倍の
ビタミンCを含有
ローズヒップ

Part 1

40

牡牛座
4.20 - 5.20
支配星 金星

牡牛座は視覚や嗅覚などの五感が敏感。
香りや色、食べることまで楽しめる
ドライフルーツ入りのハーブティーで、
より深い喜びを味わいましょう。

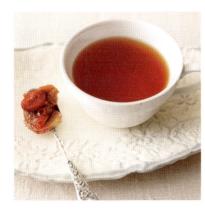

★ 開運ブレンド [1杯分]

ドライストロベリー … 2g　　ローズヒップ … 1g
ドライアプリコット … 2g　　ルイボス … 2g
ドライクランベリー … 5g

◎作り方
1. ティーポットにハーブ類とドライフルーツ類を入れて
　熱湯200mlを注ぎ、フタをして4分ほど蒸らして成分を抽出する。
2. ストレーナーでこしながらカップに注ぐ。

▷アイスにしてもOK。
▷ドライフルーツ類とローズヒップを食べる場合は、
　ルイボスを市販のお茶パックに詰めておくといい。

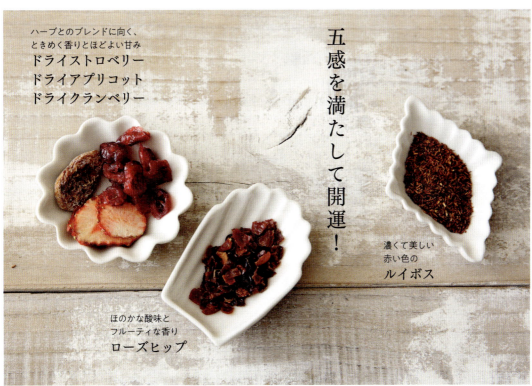

ハーブとのブレンドに向く、
ときめく香りとほどよい甘み
ドライストロベリー
ドライアプリコット
ドライクランベリー

五感を満たして開運！

濃くて美しい
赤い色の
ルイボス

ほのかな酸味と
フルーティな香り
ローズヒップ

Herbal Tea

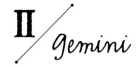

双子座
5.21-6.21
支配星 水星

新しいことが気になる、情報通の双子座。
爽快なリフレッシュ感がある
ミント＆シトラスのハーブブレンドなら、
心も体も軽やかに整います。

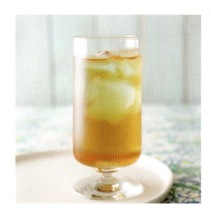

★ **開運ブレンド** [1杯分]

ペパーミント … 2g
レモングラス … 1g
レモンピール（生／農薬不使用）… 1g

◎作り方
1. ティーポットにハーブ類と生のレモンピールを入れて熱湯200mlを注ぎ、フタをして4分ほど蒸らして成分を抽出する。
2. ストレーナーでこしながらカップに注ぐ。
▷アイスにしてもOK。

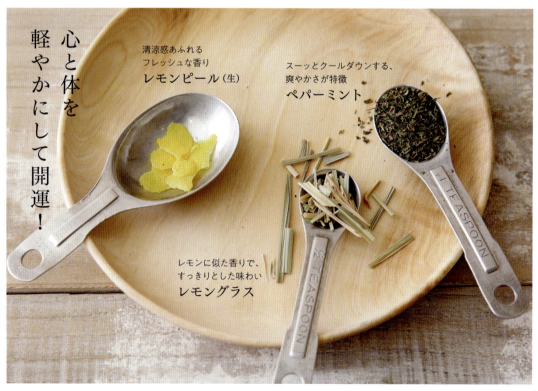

心と体を軽やかにして開運！

清涼感あふれる
フレッシュな香り
レモンピール（生）

スーッとクールダウンする、
爽やかさが特徴
ペパーミント

レモンに似た香りで、
すっきりとした味わい
レモングラス

蟹座 / Cancer

6.22-7.22
支配星　月

母性がとても豊かで、
家族や仲間を大切に思う蟹座。
心の底からくつろげて、不安がなくなる
滋養たっぷりミルクハーブティーがおすすめ。

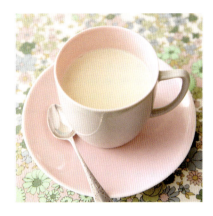

★ **開運ブレンド** [1杯分]

ジャーマンカモミール … 3g
牛乳 … 200ml
好みではちみつ … 適量

◎作り方
1. 鍋に牛乳、ジャーマンカモミールを入れて弱火にかけ、5分ほどじっくり温め、沸騰させずに煮出して成分を抽出する。
2. ストレーナーでこしながらカップに注ぎ、好みではちみつを加える。

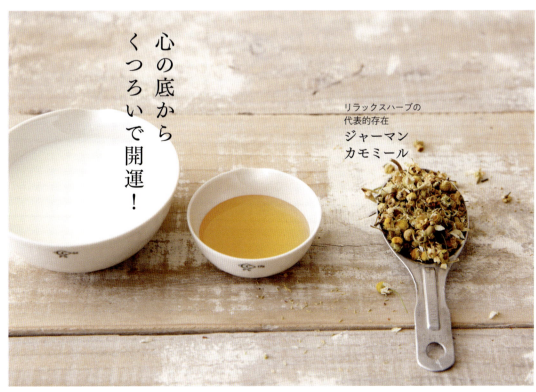

心の底からくつろいで開運！

リラックスハーブの代表的存在
ジャーマンカモミール

獅子座

7.23-8.22

支配星 太陽

自己表現に卓越している獅子座。
太陽の力強さがギュッと詰まった
フレッシュなオレンジハーブティーで、
パワーをたっぷりと補充しましょう。

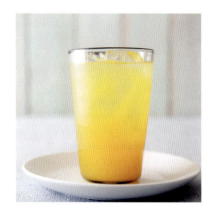

★ 開運ブレンド [1杯分]

ローズマリー … 2g　　オレンジジュース … 200mℓ
シナモン（スティック）… 2g　　好みではちみつ … 適量

◎作り方
1. 鍋にオレンジジュース、ハーブ類を入れて弱火にかけ、
　5分ほどじっくり温め、沸騰させずに煮出して成分を抽出する。
2. ストレーナーでこしながらカップに注ぎ、
　好みではちみつを加える。
▷アイスにしてもOK。

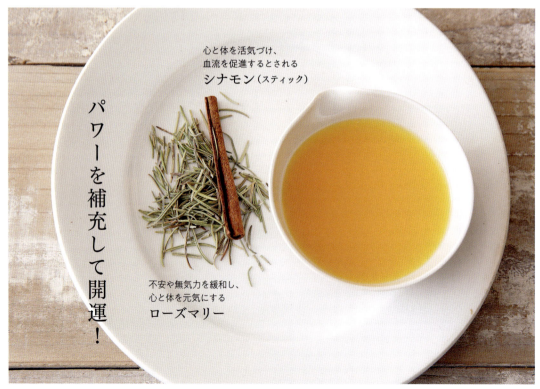

パワーを補充して開運！

心と体を活気づけ、
血流を促進するとされる
シナモン（スティック）

不安や無気力を緩和し、
心と体を元気にする
ローズマリー

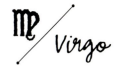

乙女座

8.23-9.22

支配星 水星

こまやかな気配りができる乙女座。
やさしい香りと甘みのハーブのブレンドで、
張り詰めた神経をゆるめる
リラックスタイムを楽しみましょう。

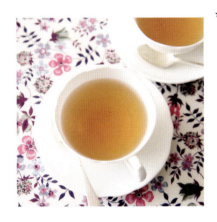

★ **開運ブレンド** [1杯分]

ラベンダー … 1g
フェンネル … 2g
リコリス … 0.5g

◎作り方
1. ティーポットにハーブ類を入れて熱湯200mlを注ぎ、フタをして4分ほど蒸らして成分を抽出する。
2. ストレーナーでこしながらカップに注ぐ。

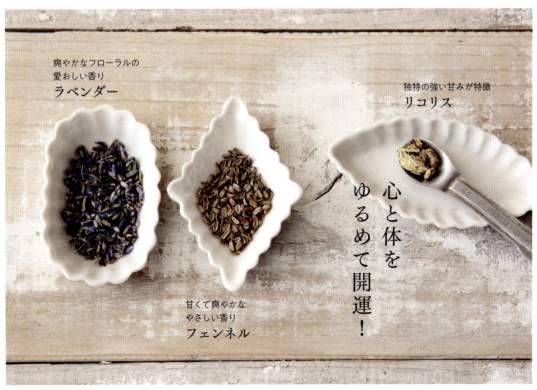

爽やかなフローラルの愛おしい香り
ラベンダー

甘くて爽やかなやさしい香り
フェンネル

独特の強い甘みが特徴
リコリス

心と体をゆるめて開運！

Herbal Tea

天秤座
9.23-10.23
支配星 金星

美的センス抜群の天秤座は、
周りとの調和を大切にします。
見た目もきれいなフローラル系のハーブで、
心身のバランス感覚を調整。

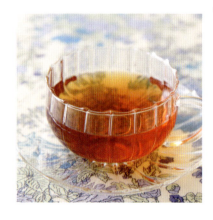

★ 開運ブレンド [1杯分]

ローズ … 0.5g
ブルーマロウ … 0.5g
ベルベーヌ（レモンバーベナ）… 1g
オレンジフラワー … 0.5g

◎作り方
1. ティーポットにハーブ類を入れて熱湯200mlを注ぎ、フタをして3分ほど蒸らして成分を抽出する。
2. ストレーナーでこしながらカップに注ぐ。

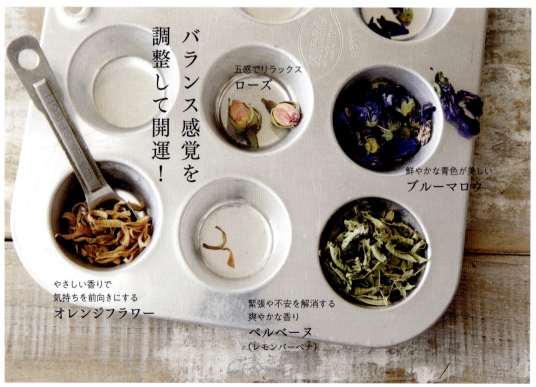

バランス感覚を調整して開運！

五感でリラックス
ローズ

鮮やかな青色が美しい
ブルーマロウ

やさしい香りで
気持ちを前向きにする
オレンジフラワー

緊張や不安を解消する
爽やかな香り
ベルベーヌ
（レモンバーベナ）

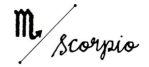

蠍座
10.24-11.22
支配星 火星（冥王星）

心と体の奥底に密やかな情熱を抱く蠍座。
ほどよい刺激のハーブの力で、
つちかってきた熱い想いを
昇華させてすっきりしましょう。

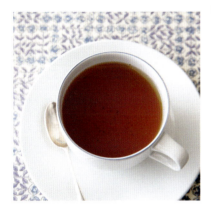

★ **開運ブレンド** [1杯分]

ジンジャー（生）… 2g（皮つきのまま、スライスする）
ラズベリーリーフ … 2g
ジャーマンカモミール … 1g

◎作り方
1. ティーポットに生のジンジャー、ハーブ類を入れて熱湯200mlを注ぎ、フタをして4分ほど蒸らして成分を抽出する。
2. ストレーナーでこしながらカップに注ぐ。

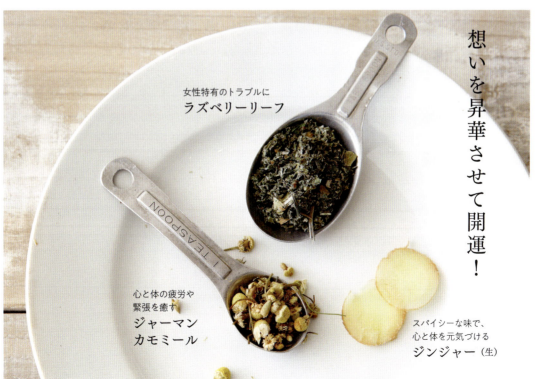

女性特有のトラブルに
ラズベリーリーフ

心と体の疲労や
緊張を癒す
**ジャーマン
カモミール**

スパイシーな味で、
心と体を元気づける
ジンジャー（生）

想いを昇華させて開運！

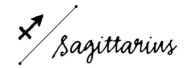

射手座
11.23-12.21
支配星 木星

理想を目指して進んでいく射手座。
心身をいたわるハーブでセルフケアしながら、
旺盛な好奇心のもと
力いっぱい挑戦し続けていきましょう。

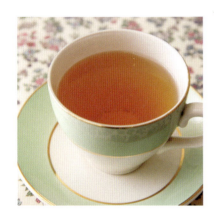

★ **開運ブレンド** [1杯分]

ダンディライオンルート（根）… 2g
バードック … 0.5g
リンデン … 2g

◎作り方
1. ティーポットにハーブ類を入れて熱湯200mlを注ぎ、フタをして5分ほど蒸らして成分を抽出する。
2. ストレーナーでこしながらカップに注ぐ。

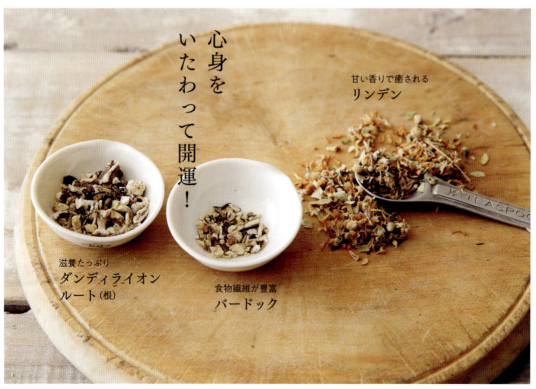

心身をいたわって開運！

甘い香りで癒される
リンデン

滋養たっぷり
ダンディライオンルート（根）

食物繊維が豊富
バードック

山羊座

12.22-1.19

支配星 土星

責任感の強い山羊座は
伝統をとても大切にする慎重派。
なじみの緑茶＆健やかハーブのブレンドで、
肩の力を抜いてひと息入れましょう。

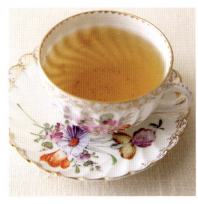

★ **開運ブレンド** [1杯分]

ホーステール（スギナ）… 1g
ダンデリオンハーブ（葉）… 1g
緑茶葉 … 1g

◎作り方
1. ティーポットにハーブ類と緑茶葉を入れて熱湯200mlを注ぎ、フタをして3分ほど蒸らして成分を抽出する。
2. ストレーナーでこしながらカップに注ぐ。

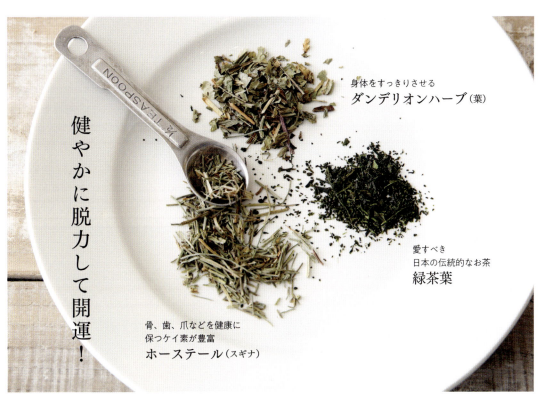

健やかに脱力して開運！

身体をすっきりさせる
ダンデリオンハーブ（葉）

愛すべき
日本の伝統的なお茶
緑茶葉

骨、歯、爪などを健康に
保つケイ素が豊富
ホーステール（スギナ）

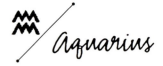

水瓶座
1.20-2.18
支配星 土星(天王星)

独自のルールで人生を切り開く水瓶座。
免疫力を高めるハーブで
自分をしっかり守りながら、
革新的に歩んでいきましょう。

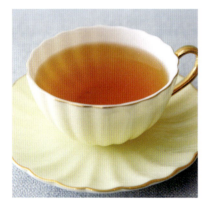

★開運ブレンド [1杯分]

エキナセア … 1g
ユーカリ … 0.5g
エルダーフラワー … 2g

◎作り方
1. ティーポットにハーブ類を入れて熱湯200mlを注ぎ、フタをして4分ほど蒸らして成分を抽出する。
2. ストレーナーでこしながらカップに注ぐ。

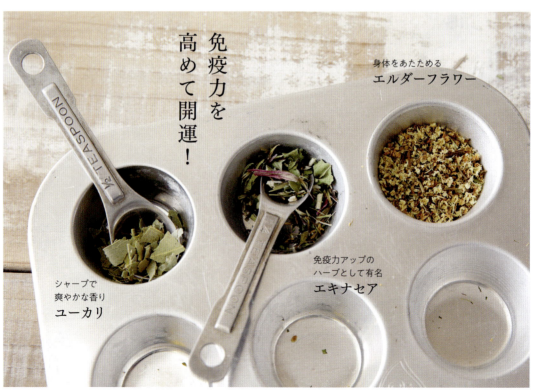

免疫力を高めて開運！

身体をあたためる
エルダーフラワー

免疫力アップの
ハーブとして有名
エキナセア

シャープで
爽やかな香り
ユーカリ

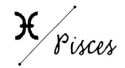

魚座

2.19-3.20

支配星　木星（海王星）

人との境界を軽々と超え、
共感力が高い魚座。
やさしく穏やかなハーブの力で、
本来の自分を取り戻しましょう。

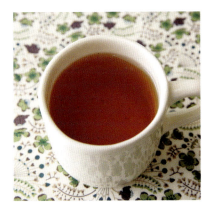

★ **開運ブレンド** [1杯分]

リンデン … 1g
レモンバーム … 1.5g
レッドクローバー … 1g

◎作り方
1. ティーポットにハーブ類を入れて熱湯200mlを注ぎ、フタをして4分ほど蒸らして成分を抽出する。
2. ストレーナーでこしながらカップに注ぐ。

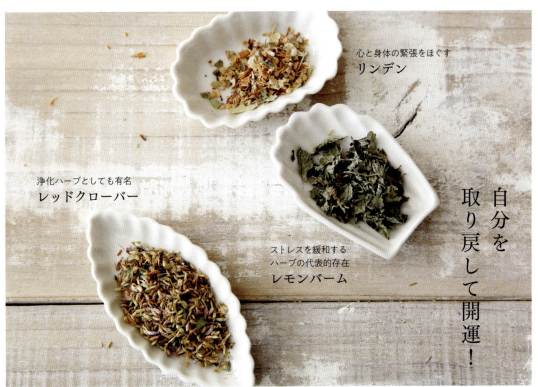

心と身体の緊張をほぐす
リンデン

浄化ハーブとしても有名
レッドクローバー

ストレスを緩和する
ハーブの代表的存在
レモンバーム

自分を取り戻して開運！

Part 2

12太陽星座のアロマケア
Aromatic Care

各太陽星座それぞれに、対応する身体の部位があります。

その部位は、各星座のチャームポイントでもあり、

また、ウィークポイントとして気をつけたいところでもあります。

このパートでは、星座ごとの部位別「アロマケア」レシピを紹介。

楽しく手作りして、幸せになる力を磨きましょう！

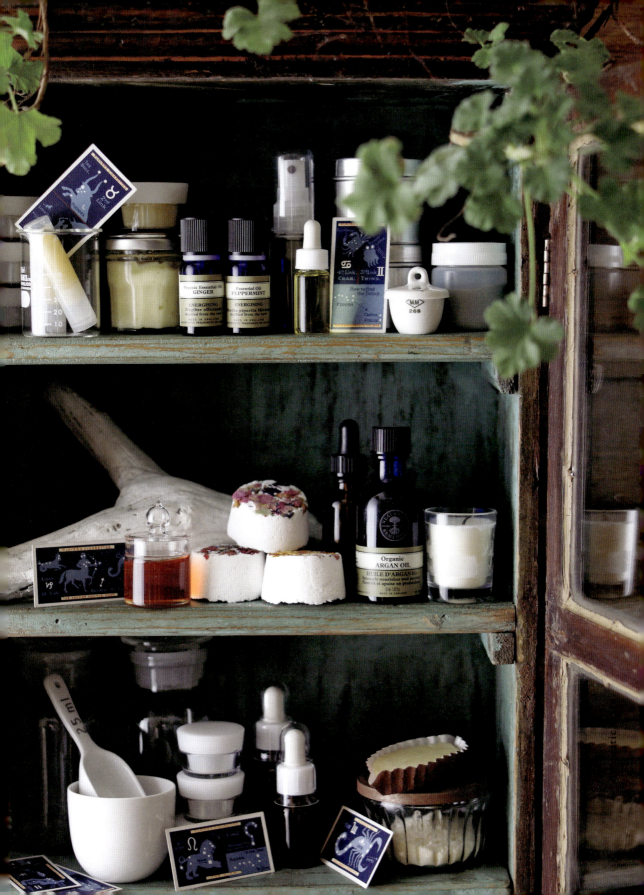

Part 2 / Aromatic Care

さらなる魅力を引き出す、太陽星座別アロマケア

牡羊座の「頭」から、魚座の「足」まで

12太陽星座には、それぞれ「身体の部位」が対応しているといわれています。そこは

チャームポイントであり、また、疲れやすかったり、トラブルを感じやすかったりするウィー

クポイントでもあります。

そうした考え方は、紀元前からあったとされており、ヒポクラテス医学を継承した古代

ローマの医師ガレノスが、天体の性質を加味して植物療法に応用しました。当時から、宇

宙と人とは、構造的によく似ていると考えられていたのです。

牡羊座から始まり、牡牛座、双子座……、魚座で終わる12星座は、まさに身体のいちば

ん上の「頭、頭上部」の牡羊座から順番に、「耳、口、首、頸椎、甲状腺」の牡牛座と続き、

「内分泌、足、リンパ腺」の魚座で最後です。頭から足まで、順繰りで対応しています。

本書では、各太陽星座と対応する身体の部位をアロマケアする、ハンドメイドレシピを

提案しています。各星座ふたつずつの紹介です。例えば牡羊座はヘアローションにヘッド

トリートメントオイル、牡牛座はリップクリームにマウスウォッシュ。初心者でも作りやす

い簡単なレシピですから、楽しみながら手作りしてみてください。

植物の力で、あなた自身をゆったりと心地よくケアして、さらなる魅力を引き出しましょう!

12太陽星座と身体の対応表

12太陽星座それぞれが身体の部位と対応しています。
それはチャームポイントであり、健康のバロメーターでもあります。

♈	牡羊座	3.21-4.19	頭、頭上部
♉	牡牛座	4.20-5.20	耳、口、首、頸椎、甲状腺
♊	双子座	5.21-6.21	両腕、肩、肺、神経系
♋	蟹座	6.22-7.22	胸、子宮、胃
♌	獅子座	7.23-8.22	心臓、背中
♍	乙女座	8.23-9.22	腸、下半身
♎	天秤座	9.23-10.23	腎臓、臀部(腰部)、副腎
♏	蠍座	10.24-11.22	直腸、膀胱、生殖器
♐	射手座	11.23-12.21	肝臓、大腿部
♑	山羊座	12.22-1.19	骨格、皮膚、膝
♒	水瓶座	1.20-2.18	静脈、脚
♓	魚座	2.19-3.20	内分泌、足、リンパ腺

Aromatic Care

アロマケアで使用する基材

Vegetable Oil

植物油（ベースオイル）

基本の植物油

❶ アーモンド油
最も使いやすい基本になるベースオイル。肌によく浸透して、刺激も少ない。

❷ ホホバ油
肌なじみがよく、すべての肌質におすすめ。低温だと固まる。

アクセントとして使う浸出油

❸ セントジョンズワート浸出油
セントジョンズワートの花や葉の有効成分を浸出させたオイル。射手座のレッグケアオイル（74ページ）でのみ使用。

❹ カレンデュラ浸出油
カレンデュラの花の有効成分を浸出させたオイル。牡羊座のリップクリーム（60ページ）でのみ使用。

❺ アルニカ浸出油
アルニカの花の有効成分を浸出させたオイル。天秤座の臀部と腰部のケアオイル（71ページ）でのみ使用。

本書でアクセントとして使う植物油

❻ 小麦胚芽油
粘度が高く、重めのオイル。山羊座のボディクリーム（77ページ）でのみ使用。

❼ アルガン油
べたつかず、肌への浸透力も高い。牡羊座のヘッドトリートメントオイル（58ページ）、双子座のネイル＆ハンドバーム（62ページ）で使用。

❽ グレープシード油
さらりと軽いオイル。ほとんど香りがなく、精油と相性がいい。魚座のフットスクラブ（81ページ）でのみ使用。

ハーブチンキ3種

ハーブチンキとは、ハーブをウォッカなどのアルコールに浸けて有効成分を抽出したもの。アロマケアで使用する以外に、水で割って飲んだり、ハーブティーに加えることができる。

Herbal Tincture

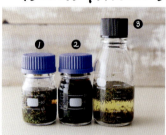

★ ハーブチンキ ［各80ml分］

エキナセア、タイム … 各7g

ネトル … 5g

ウォッカ … 計300ml

◎作り方
1. 殺菌消毒した3つの保存容器に、それぞれハーブを入れ、ウォッカを100mlずつ加える。
2. 毎日容器を振って2週間浸け、ハーブを取り出して使い始める。

◎使い方
❶ エキナセアチンキ … 牡牛座のマウスウォッシュ（61ページ）でのみ使用。
❷ ネトルチンキ … 牡羊座のヘアローション（58ページ）でのみ使用。
❸ タイムチンキ … 牡牛座のマウスウォッシュ（61ページ）でのみ使用。

◎保存
遮光ビンに入れて、冷蔵室に保存して、3か月以内に使いきる。

Vegetable Fat

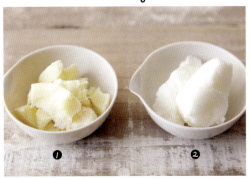

植物脂

❶ ココアバター
固形の脂で、32～35℃で溶ける。チョコレートに似た香り。双子座のネイル&ハンドバーム（62ページ）、山羊座のボディクリーム（77ページ）、魚座のボディバー（80ページ）で使用。

❷ シアバター
固形の脂で、25～36℃で溶ける。アーモンドに似た香り。山羊座のボディクリーム（77ページ）、魚座のボディバー（80ページ）で使用。

Wax

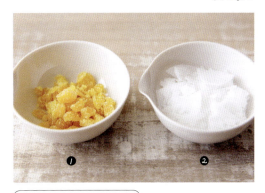

ワックス

❶ ミツロウ
ミツバチが分泌する天然ワックス。肌になじみやすく、アロマケアの代表的な基材のひとつ。

❷ 乳化ワックス
水と油を混ぜ合わせる乳化剤。山羊座のボディクリーム（77ページ）でのみ使用。

Clay

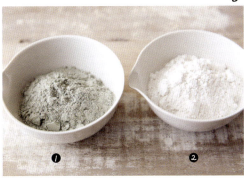

クレイ

❶ グリーンクレイ（グリーンイライト）
高い吸収性のあるクレイ。水瓶座のレッグクーリングパック（78ページ）でのみ使用。

❷ カオリンクレイ
おだやかな吸収性のあるクレイ。蟹座のデコルテのクレイパック（64ページ）でのみ使用。

Herbal Powder & Herbal Tea

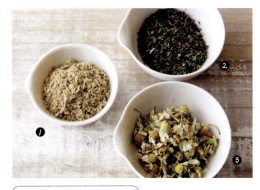

ハーブパウダーとハーブ

❶ リンデンハーブパウダー
リンデン（花、葉）をミルや乳鉢で粉末にしたもの。魚座のフットスクラブ（81ページ）でのみ使用。

❷ ペパーミント
ペパーミントを熱湯で抽出してハーブティー（浸剤）を作る（39ページ）。水瓶座のレッグクーリングパック（78ページ）でのみ使用。

❸ ジャーマンカモミール
ジャーマンカモミールを熱湯で抽出してハーブティー（浸剤）を作る（39ページ）。蟹座のデコルテのクレイパック（64ページ）でのみ使用。

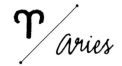

牡羊座
3.21-4.19
支配星 火星

思いついたらすぐに行動したい、情熱家の牡羊座。
ヘアローションとトリートメントオイルで、
頭をすっきりクリアにして、
ますますのひらめきをしっかりキャッチしましょう。

身体の部位→ 頭　頭上部

★ **ヘアローション** [30㎖分]

ローズマリー…2滴
ティートリー…2滴
ウォッカ (アルコール度数40%以上のもの)…7㎖
ネトルチンキ (56ページ)…3㎖
精製水…20㎖

◎作り方
1. 殺菌消毒したスプレー容器にウォッカを入れ、精油類を加えてよく混ぜ合わせる。
2. ネトルチンキ、精製水を加え、キャップをしてよく振りながら混ぜ合わせる。

◎使い方
1. シャンプーのあと、タオルドライした髪に数回スプレーする (スプレー前に容器を振る)。
2. 頭皮を軽く指の腹でトリートメントしながらドライヤーで乾かす。

◎保存
冷蔵室に保存して、1週間以内に使いきる。

★ **ヘッドトリートメントオイル** [15㎖分]

パイン…1滴
ローズマリー…2滴
アルガン油…15㎖

◎作り方
1. ボウルにアルガン油を入れ、精油類を加えてよく混ぜ合わせる。
2. 殺菌消毒した保存容器に移し入れる。

◎使い方
1. 両手の指に少量をなじませ、頭皮の下にある筋肉を動かすイメージでトリートメントを行う。
2. トリートメントのあと、シャンプー剤を手に取って少量の湯で十分に泡立て、頭皮になじませて洗い流す。
3. 2回目は通常通りにシャンプーをする。

◎保存
冷暗所に保存して、1か月以内に使いきる。

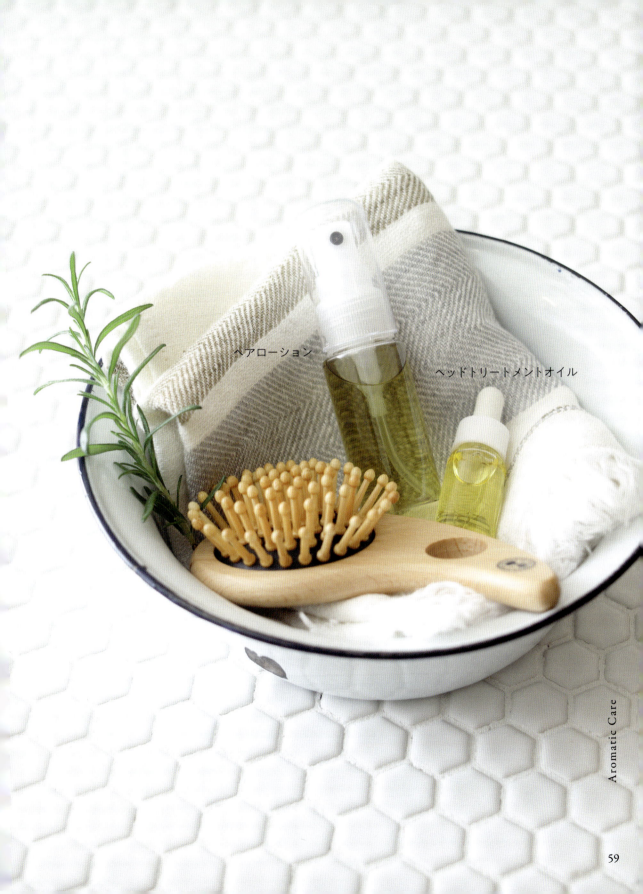

ヘアローション
ヘッドトリートメントオイル

Aromatic Care

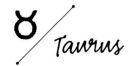

牡牛座
4.20-5.20
[支配星] 金星

五感が鋭い牡牛座は、食にも強いこだわりがあります。
幸せいっぱいに食する口元は、いつも魅力的にしておきたいもの。
つやつやの唇、爽やかな息で、
大人の身だしなみを整えましょう。

身体の部位→ 耳　口　首　頸椎　甲状腺

★ リップクリーム [リップクリーム容器2本分]

ペパーミント…1滴
ベンゾイン…1滴
ミツロウ…2g
アーモンド油…4㎖
カレンデュラ浸出油…4㎖

◎作り方
1. 耐熱容器にミツロウを入れて湯せんで溶かし、アーモンド油、カレンデュラ浸出油を加えて混ぜる。
2. 粗熱が取れたら、液体のうちに精油類を加え、よく混ぜ合わせる。
3. 殺菌消毒したリップクリーム用の容器に移し入れ、冷めたらフタをする。

◎使い方
唇の乾燥が気になるとき、いつでも使って。

◎保存
冷暗所に保存して、2か月以内に使いきる。

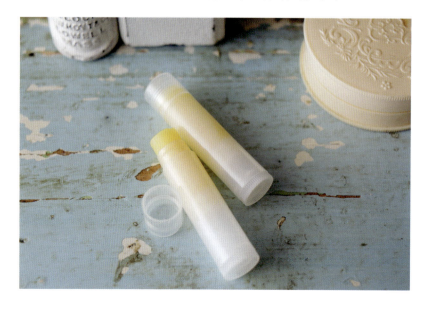

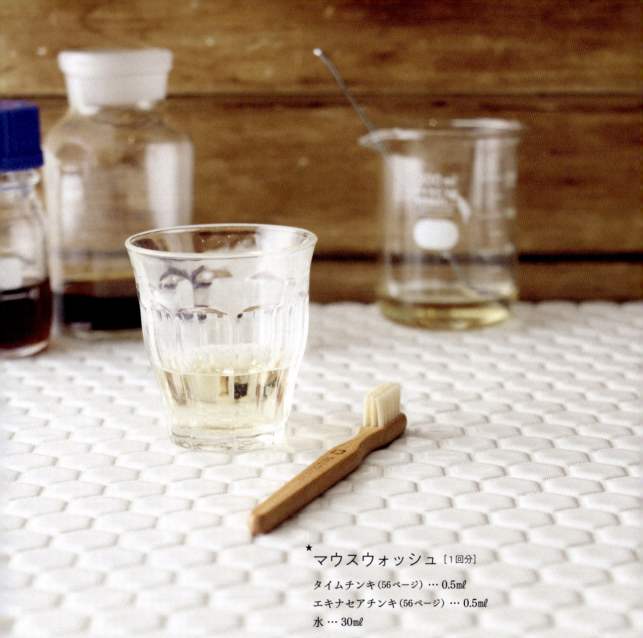

★ マウスウォッシュ ［1回分］

タイムチンキ（56ページ）… 0.5㎖
エキナセアチンキ（56ページ）… 0.5㎖
水 … 30㎖

◎作り方
コップに水を入れ、チンキ類を加えて
よく混ぜ合わせる。

◎使い方
口に含んでうがいをする。
＊飲みこまないように注意する。

◎保存
保存は不向き。作りたてを使う。

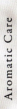

Ⅱ / gemini

双子座
5.21-6.21
（支配星）水星

コミュニケーション力の高い双子座は、ボディランゲージも上手。
その際、人目をひくのが美しい手元です。
爪と手のケアで磨きをかけて、
さらなる自信につなげていきましょう。

身体の部位→ 両腕　肩　肺　神経系

★ **ネイル＆ハンドバーム** ［約27g分］

マージョラムスイート … 2滴
ラベンダー … 2滴
ココアバター … 5g
ミツロウ … 2g
ホホバ油 … 10mℓ
アルガン油 … 10mℓ

◎作り方
1. 耐熱容器にココアバター、ミツロウを入れて湯せんで溶かし、ホホバ油、アルガン油を加えて混ぜる。
2. 粗熱が取れたら、液体のうちに精油類を加え、よく混ぜ合わせる。
3. 殺菌消毒したバーム用の容器に移し入れ、冷めたらフタをする。

◎使い方
お風呂上がりやハンドバスで手が温まっているとき、
爪の甘皮のまわりにすりこむ。また、就寝前に手全体にたっぷり塗って、
コットンの手袋をひと晩はめて休むと、翌朝はしっとり、すべすべに。

◎保存
冷暗所に保存して、2か月以内に使いきる。

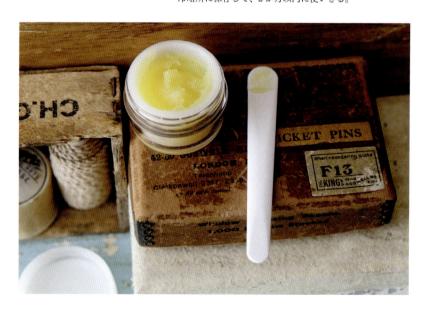

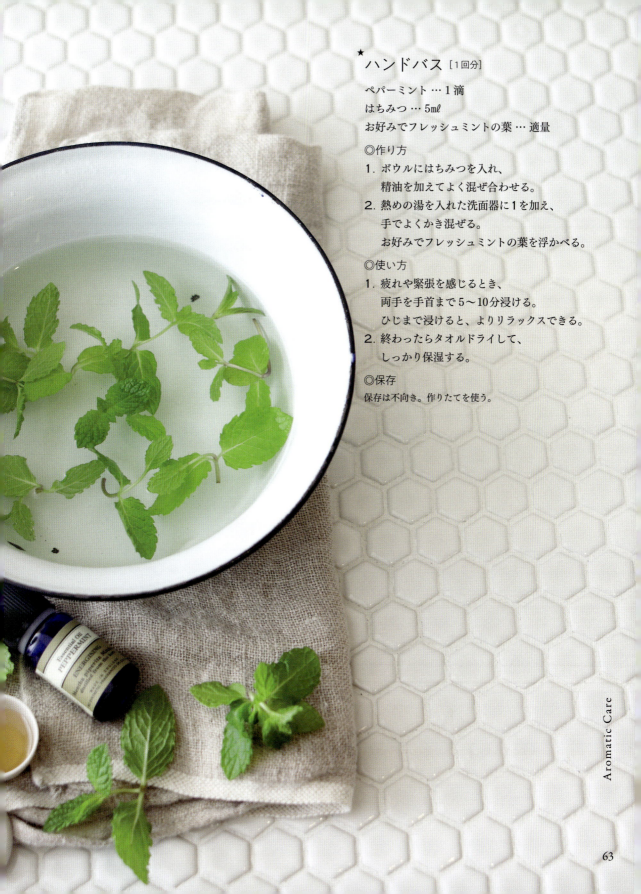

★ ハンドバス [1回分]

ペパーミント … 1滴
はちみつ … 5ml
お好みでフレッシュミントの葉 … 適量

◎作り方
1. ボウルにはちみつを入れ、精油を加えてよく混ぜ合わせる。
2. 熱めの湯を入れた洗面器に1を加え、手でよくかき混ぜる。お好みでフレッシュミントの葉を浮かべる。

◎使い方
1. 疲れや緊張を感じるとき、両手を手首まで5〜10分浸ける。ひじまで浸けると、よりリラックスできる。
2. 終わったらタオルドライして、しっかり保湿する。

◎保存
保存は不向き。作りたてを使う。

Aromatic Care

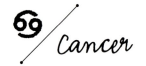

蟹座
6.22-7.22
支配星 月

自分のことはつい後回しにしてしまう、母性本能豊かな蟹座。
ときにはバスミルクのお風呂で、思いっきりリラックスしてください。
そして、チャームポイントのデコルテをケアする
自分磨きも楽しみましょう。

身体の部位→ 胸 子宮 胃

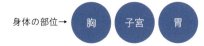

★ バスミルク ［1回分］

カモミールローマン … 2滴
クラリセージ … 1滴
ベンゾイン … 1滴
海塩 … 20g
ミルクパウダー … 15g

◎作り方
ボウルに海塩、ミルクパウダーを入れて混ぜ、精油類を加えてよく混ぜ合わせる。

◎使い方
湯をはったバスタブに入れ、
手でよくかき混ぜてから入浴する。

◎保存
密閉した状態で冷暗所に保存して、2週間以内に使いきる。

★ デコルテのクレイパック ［1回分］

ラベンダー … 2滴
クラリセージ … 1滴
カオリンクレイ … 20g
ジャーマンカモミールティー … 18mℓ

◎作り方
1. ボウルにカオリンクレイを入れ、
   冷めたジャーマンカモミールティーを加える。
   クレイになじむまで混ぜずに
   放置（15分以上）したあと、
   よく混ぜる（マヨネーズ程度の硬さが目安）。
2. 精油類を加え、よく混ぜ合わせる。

◎使い方
1. デコルテに5mmほどの厚さに塗る。
   乾かないように、スプレー容器に入れた水を
   吹きかけながら10分ほどおく。
2. デコルテの角質を取るイメージで、
   手でそっとなでながら洗い流す。
3. タオルドライしたらたっぷり化粧水を与え、
   ボディオイルやクリームでしっかり保湿する。
   2週間から1か月に1回がおすすめ。

◎保存
保存は不向き。作りたてを使う。

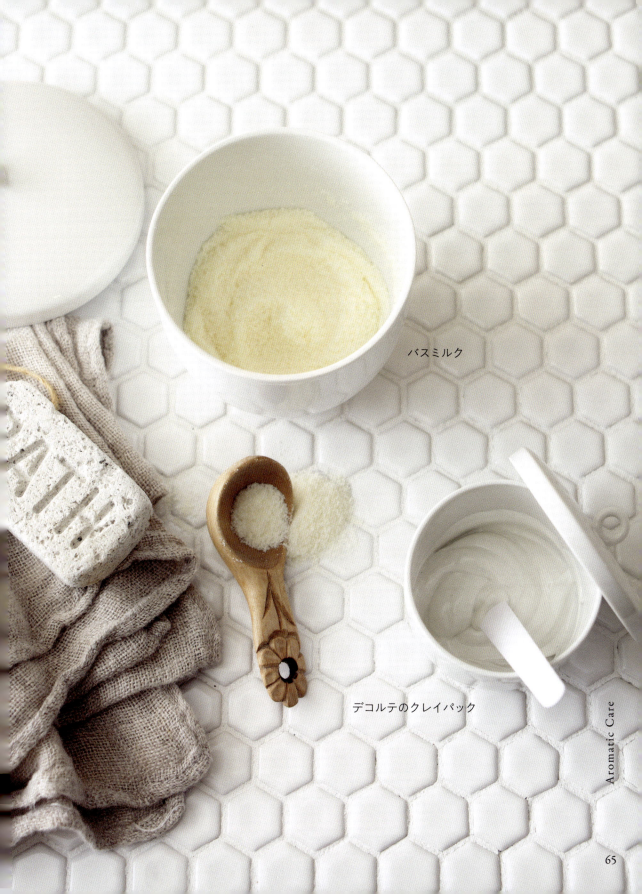

バスミルク

デコルテのクレイパック

Aromatic Care

獅子座

7.23-8.22

支配星　太陽

カリスマ性があり、アクティブでタフな獅子座は、
自分でも気づかないうちに、疲れをためこんでしまいがちです。
アロマのやさしい香りをまとって、
熱いハートをリラックスさせましょう。

身体の部位→ 心臓　 背中

★ ボディパウダー［30g分］

- オレンジスイート … 3滴
- フランキンセンス … 2滴
- シダーウッド … 1滴
- コーンスターチ … 30g

◎作り方
1. ボウルにコーンスターチを入れ、精油類を加えてよく混ぜ合わせる。
2. 殺菌消毒した密閉容器に移し入れ、1週間なじませたあと使い始める。

◎使い方
パフにパウダー少量を取ってよくなじませたら、体にはたく。
胸元にはたくと、ほのかな香りを感じることができる。

◎保存
密閉した状態で冷暗所に保存して、3か月以内に使いきる。

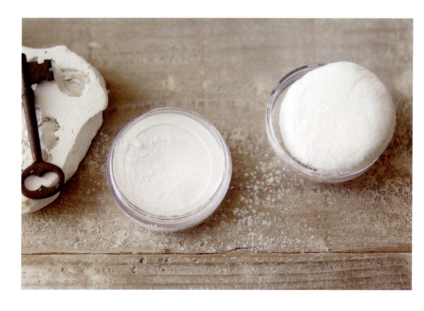

★ パルファン［10mℓ分］

マンダリン…2滴
ベルガモット…2滴
　＊ベルガプテンフリーを使用
ネロリ…2滴
フランキンセンス…1滴
ミルラ…1滴
無水エタノール…10mℓ

◎作り方
1. ボウルに無水エタノールを入れ、精油類を加えてよく混ぜ合わせる。
2. 殺菌消毒したパルファン用の容器に移し入れ、1週間なじませたあと使い始める。

◎使い方
手首の動脈、耳の後ろなどに数滴つける。
　＊白などの薄い色の服のときは、色移りに注意する。

◎保存
冷暗所に保存して、3か月以内に使いきる。

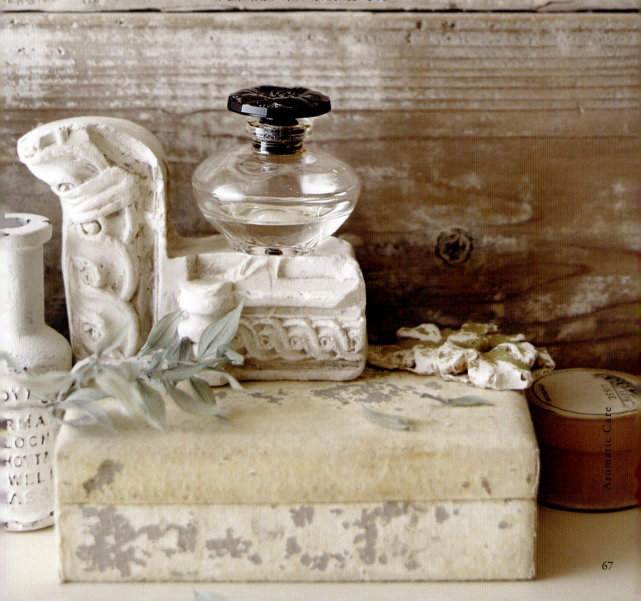

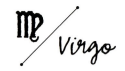

乙女座
8.23-9.22
支配星 水星

こまやかな気配りができる乙女座。
ほのかに甘くてやさしい香りのブレンドで、
張り詰めた神経をゆるめる
リラックスタイムを楽しみましょう。

身体の部位→ 腸　下半身

★ お腹のトリートメントオイル [15mℓ分]

レモングラス … 2滴
フェンネル … 1滴
アーモンド油 … 15mℓ

◎作り方
1. ボウルにアーモンド油を入れ、精油類を加えてよく混ぜ合わせる。
2. 殺菌消毒した保存容器に移し入れる。

◎使い方
1. 手に少量を取り、下腹部になじませる。
2. 手のひら全体を使って、時計回りにトリートメントする。

◎保存
冷暗所に保存して、1か月以内に使いきる。

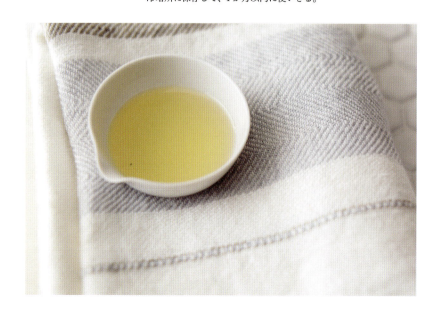

✱ アロマキャンドル [作りやすい分量]

ラベンダー … 14滴
クラリセージ … 4滴
フェンネル … 2滴
ソイワックス … 30g
キャンドル芯 … 1本
耐熱容器 … 1個

◎作り方
1. ショットグラス程度の耐熱容器の真ん中に、キャンドル芯を割り箸などではさんでセットする。
2. 別の耐熱容器にソイワックスを入れて湯せんで溶かし、1に静かに注ぎ入れる。
3. 精油類を加えて静かに混ぜ、固まるまでおく。

◎使い方
燃えやすいものが近くにないことを確認して、火を灯(とも)す。
＊耐熱容器の下には皿などを敷き、家具が熱くならないように注意する。
＊キャンドルを灯したまま放置しないこと。

◎保存
常温で保存して、6か月以内に使いきる。

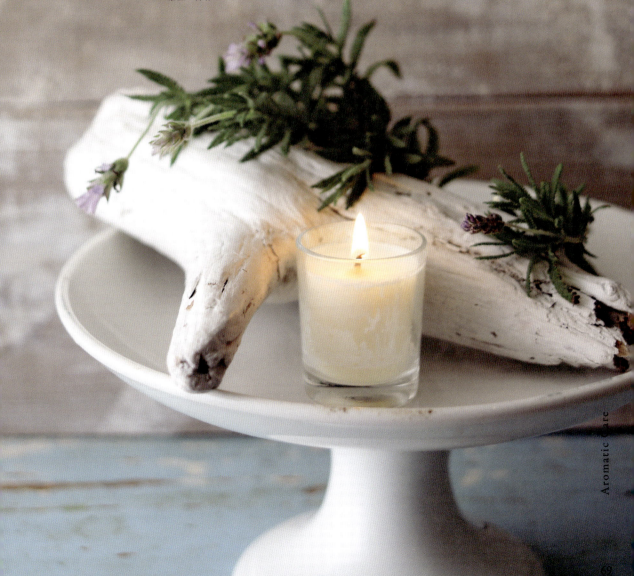

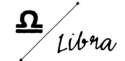

天秤座
9.23-10.23
支配星 金星

あらゆるバランス感覚が抜群にいい天秤座。
フレグラントバームで心のバランスを
ケアオイルで体のバランスを
気持ちよく整えましょう。

身体の部位 → 腎臓　 臀部(腰部)　 副腎

★フレグラントバーム [約12g分]

ローズ … 2滴
ネロリ … 1滴
イランイラン … 1滴
カルダモン … 1滴
ミツロウ … 2g
ホホバ油 … 10mℓ

◎作り方
1. 耐熱容器にミツロウを入れて湯せんで溶かし、ホホバ油を加えて混ぜる。
2. 粗熱が取れたら、液体のうちに精油類を加え、よく混ぜ合わせる。
3. 殺菌消毒したバーム用の容器に移し入れ、冷めたらフタをする。

◎使い方
指先に少量を取り、手首につける。
＊広範囲にはつけない。
＊白などの薄い色の服のときは、色移りに注意する。

◎保存
冷暗所に保存して、2か月以内に使いきる。

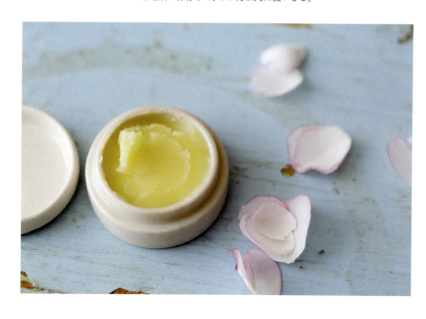

★ 臀部と腰部のケアオイル ［15mℓ分］

ゼラニウム … 2滴
ペパーミント … 1滴
ホホバ油 … 10mℓ
アルニカ浸出油 … 5mℓ

◎作り方
1. ボウルにホホバ油、アルニカ浸出油を入れ、精油類を加えてよく混ぜ合わせる。
2. 殺菌消毒した保存容器に移し入れる。

◎使い方
手に少量を取り、背骨の両脇、ウエスト周り、大殿筋（お尻のふくらみをつくる筋肉）に塗る。
腰から臀部にかけては、上にあげる意識で手を動かす。

◎保存
冷暗所に保存して、1か月以内に使いきる。

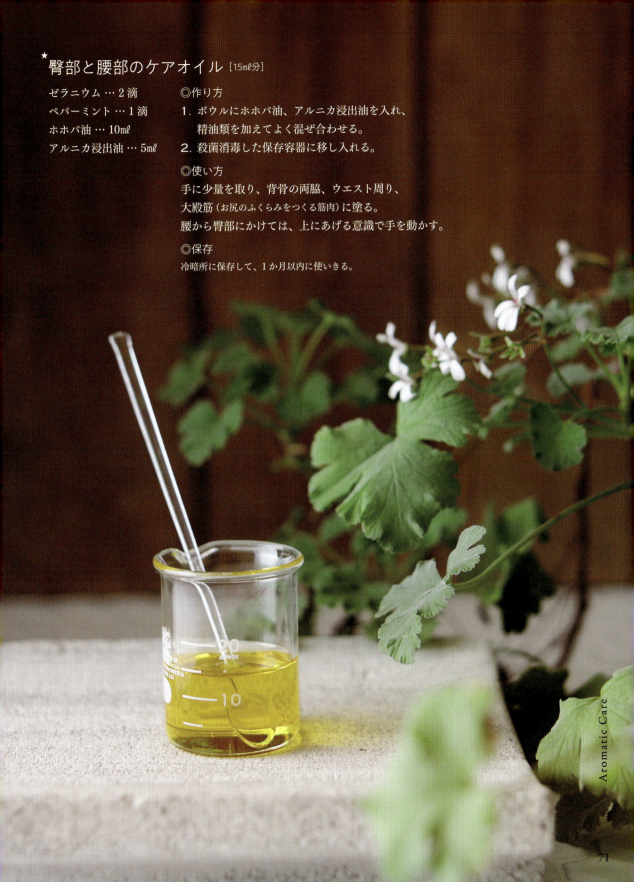

Aromatic Care

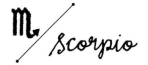

蠍座
10.24-11.22
支配星　火星(冥王星)

心や体の深いところで情熱を燃やしているのが蠍座。
香り豊かな半身浴やジンジャーの温湿布で
じっくり体を温めて、
疲れをためないことが一番です。

身体の部位→ 直腸　膀胱　生殖器

★ 半身浴用バスソルト ［1回分］

パチュリー … 1滴
パイン … 1滴
海塩 … 30g

◎作り方
ボウルに海塩を入れ、
精油類を加えてよく混ぜ合わせる。

◎使い方
38〜40℃前後の湯を胸の下まで入れたバスタブに混ぜ、
うっすら汗ばむまでゆったりと入浴する。

◎保存
密閉した状態で冷暗所に保存して、2週間以内に使いきる。

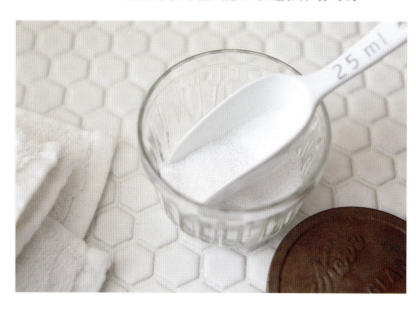

★温湿布 [1回分]

ジンジャー … 1滴
やや熱めの湯

◎作り方
1. 洗面器にやや熱めの湯を入れ、精油を加えてよく混ぜる。
2. 清潔なタオルを縦4つ折りにし、端と端を両手で持つ。
　洗面器の湯にタオルの真ん中部分を浸し、
　乾いた部分をねじって絞って温湿布を作る。
3. たたんでお腹に当てる。

◎使い方
疲れや緊張を感じるとき、温湿布をお腹に当てる。
温湿布が冷めたら、作り方2を繰り返す。

◎保存
保存は不向き。作りたてを使う。

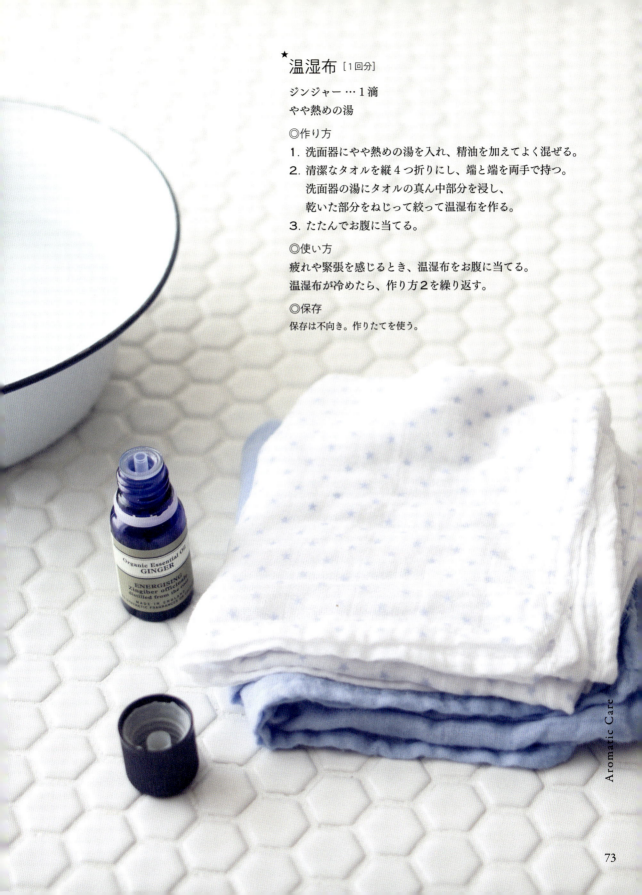

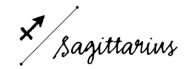

射手座
11.23-12.21

支配星　木星

フットワークが軽い射手座は、
何事もつい時間を忘れて熱中します。
その結果、気がつくと、疲れがたまってしまっていることも。
レッグケアやお風呂で、体内の循環を活性化させましょう。

身体の部位→　肝臓　大腿部

★ レッグケアオイル［40mℓ分］

ジュニパーベリー … 3滴
ローズマリー … 2滴
レモン … 2滴
ブラックペッパー … 1滴
アーモンド油 … 30mℓ
セントジョンズワート浸出油 … 10mℓ

◎作り方
1. ボウルにアーモンド油、セントジョンズワート浸出油を入れて混ぜ、精油類を加えてよく混ぜ合わせる。
2. 殺菌消毒した保存容器に移し入れる。

◎使い方
1. お風呂上がりなど、体が温まっているときにトリートメントする。
   手に100円玉ほどの量を取り、両手で温めたら、セルライトが気になる大腿部などになじませる。
2. 下から上に向けて両手で引きあげたあと、血行を促すイメージで両手でもみほぐす。
3. 最後は、鼠径部のリンパ節に流す。ボディ用のかっさを使うとスムーズ。

◎保存
冷暗所に保存して、1か月以内に使いきる。

★ バスボム［3個分］

ジュニパーベリー … 5滴
グレープフルーツ … 5滴
プチグレン … 2滴
重曹 … 100g
クエン酸 … 50g
水（スプレー容器に入れる）… 適量

◎作り方
1. ボウルに重曹、クエン酸を入れ、かたまりを崩しながら、ゴム手袋を着用してよく混ぜる。
2. 精油類を加え、手に水をスプレーで吹きかけながらよく混ぜる。水が多すぎると、どんどん発泡してしまうので注意する。
3. 手でつかめるまでまとまったら、好みの型に押し詰める。飾りをつける場合は、型の底にハーブなどを入れ、その上に押し詰める。

◎使い方
湯をはったバスタブに1個入れる。

＊飾りのハーブは、排水口の詰まりの原因になる場合もあるので注意する。

◎保存
密閉した状態で冷暗所に保存して、3か月以内に使いきる。

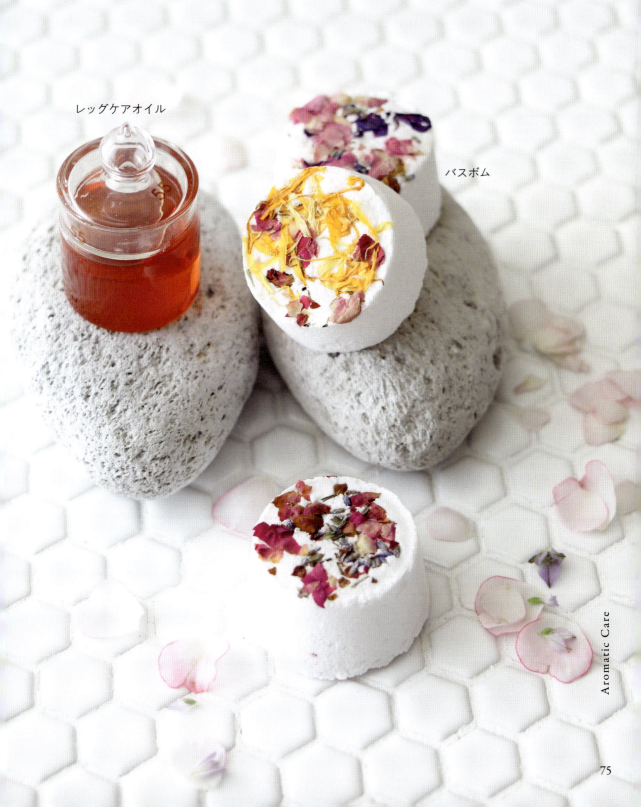

レッグケアオイル

バスボム

Aromatic Care

75

山羊座
12.22-1.19
(支配星) 土星

真面目で責任感が強く、芯のしっかりした山羊座。
たまには肩の力を抜いてリラックスしましょう。
また、全身に潤いを与えながら、
自分の時間を大切にすることも忘れずに。

身体の部位→ 骨格　皮膚　膝

★ 肩用ロールオンアロマ [10mℓ分]

ベチバー … 1滴
ユーカリ … 1滴
ホホバ油 … 10mℓ

◎作り方
ロールオンアロマ用の容器にホホバ油を入れ、
精油類を加えたら、キャップをして振り、よく混ぜ合わせる。

◎使い方
気になるとき、肩にくるくると塗り、手でやさしくなじませる。

◎保存
冷暗所に保存して、1か月以内に使いきる。

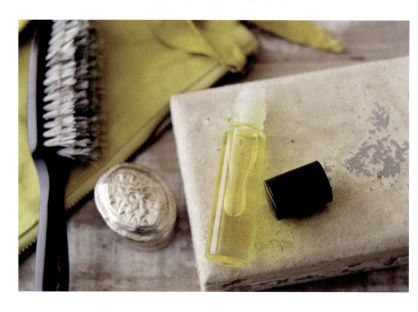

★ ボディクリーム [約50g分]

ローズAbs. … 4滴
サイプレス … 2滴
シダーウッドアトラス … 1滴
ジンジャー … 1滴
乳化ワックス … 3g
ココアバター … 3g
ミツロウ … 2g
シアバター … 2g
アーモンド油 … 8㎖
小麦胚芽油 … 2㎖
精製水 … 30㎖

◎作り方
1. 耐熱容器に乳化ワックス、ココアバター、ミツロウ、シアバターを入れ、湯せんで溶かす。アーモンド油、小麦胚芽油を加え、混ぜ合わせる。
2. 別の耐熱容器に精製水を入れ、温める。1と同じ温度にする。
3. 1に2を少しずつ加え、クリーム状になるまで泡立て器で丁寧にかき混ぜる。
4. 冷めたら精油類を加え、よく混ぜ合わせる。
5. 殺菌消毒したクリーム用の容器に移し入れる。

◎使い方
お風呂上がりやシャワーあと、体が冷える前に全身をクリームでケアする。特に膝やひじなど、硬くなりやすいところは丁寧に。

◎保存
冷蔵室に保存して、2週間以内に使いきる。

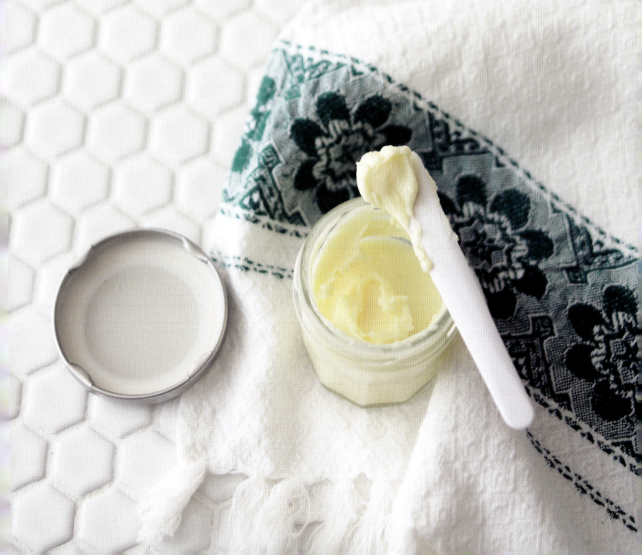

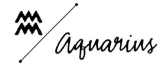

水瓶座
1.20-2.18

支配星 土星(天王星)

個性派でクールな水瓶座には、
現状を改革する力があります。
滞ってむくみやすい脚のケアを積極的に行えば、
新しいことに挑戦するエネルギーが体の隅々に巡ります。

身体の部位→ 静脈 脚

★ レッグクーリングパック [1回分]

サイプレス … 2滴
ユーカリ … 1滴
ペパーミント … 1滴
グリーンクレイ
　（グリーンイライト）… 25g
ペパーミントティー … 20mℓ

◎作り方
1. ボウルにグリーンクレイを入れ、冷めたペパーミントティーを加える。クレイになじむまで混ぜずに放置(20分以上)したあと、よく混ぜる(マヨネーズ程度の硬さが目安)。
2. 精油類を加え、よく混ぜ合わせる。

◎使い方
1. 両足首からふくらはぎにかけて5mmほどの厚さに塗る。乾かないように、スプレー容器に入れた水を吹きかけながら10分ほどおく。
2. 足首から膝の裏側まで、手でらせんを描くようになでながら洗い流す。
3. タオルドライしたら、しっかり保湿する。1〜2週間に1回がおすすめ。

◎保存
保存は不向き。作りたてを使う。

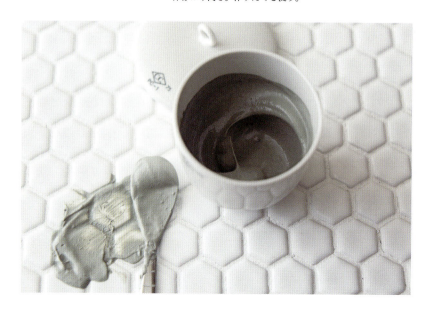

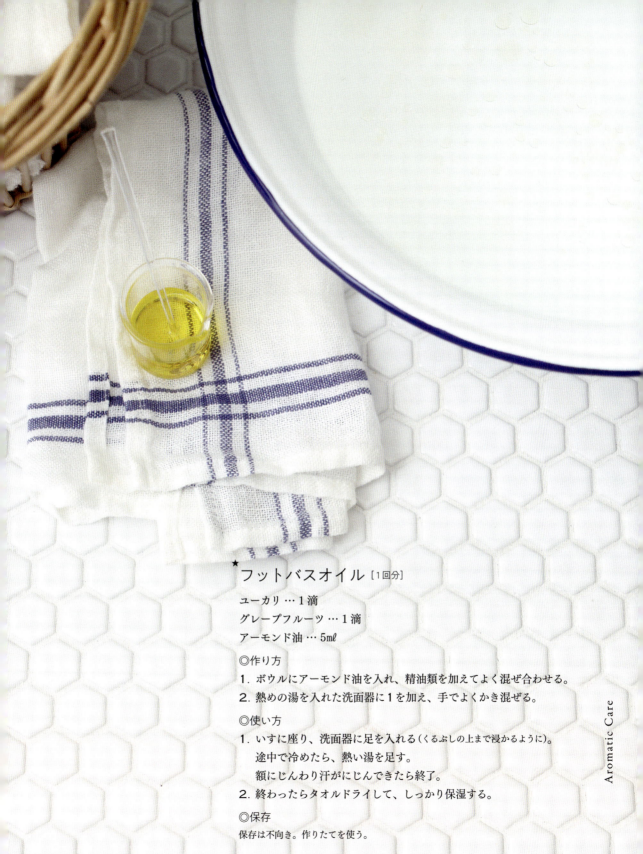

★ フットバスオイル ［1回分］

ユーカリ … 1滴
グレープフルーツ … 1滴
アーモンド油 … 5mℓ

◎作り方
1. ボウルにアーモンド油を入れ、精油類を加えてよく混ぜ合わせる。
2. 熱めの湯を入れた洗面器に1を加え、手でよくかき混ぜる。

◎使い方
1. いすに座り、洗面器に足を入れる（くるぶしの上まで浸かるように）。
　 途中で冷めたら、熱い湯を足す。
　 額にじんわり汗がにじんできたら終了。
2. 終わったらタオルドライして、しっかり保湿する。

◎保存
保存は不向き。作りたてを使う。

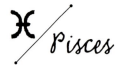

魚座
2.19-3.20

支配星　木星(海王星)

夢の世界と現実の世界を自由に行き来できる魚座。
ボディバーで全身をトリートメントしたり、
スクラブで足をケアしたりして、
大地にどっしりと根を下ろす感覚を意識すると覚醒します。

身体の部位→　内分泌　足　リンパ腺

★
ボディバー (固形トリートメントオイル) [1個分]

- メリッサ … 1滴
- ジャスミンAbs. … 1滴
- カモミールローマン … 1滴
- イランイラン … 1滴
- シアバター … 15g
- ミツロウ … 6g
- ココアバター … 2g
- アーモンド油 … 10㎖

◎作り方
1. 耐熱容器にシアバター、ミツロウ、ココアバターを入れて湯せんで溶かし、アーモンド油を加えて混ぜる。
2. 粗熱が取れたら、液体のうちに精油類を加えてよく混ぜ合わせたあと、型に流し入れる。
3. 固まったら、型から取り出す。

◎使い方
1. ボディバーを片手で持ち、トリートメントしたい部位にゆっくりすべらせる。
2. 皮膚にオイル分がついたら、手でトリートメントをする。

◎保存
密閉した状態で冷暗所に保存して、1か月以内に使いきる。

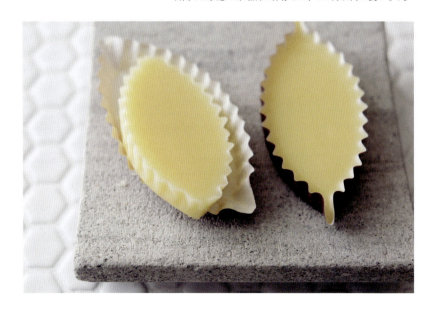

★フットスクラブ [1回分]

パルマローザ … 1滴
ベンゾイン … 1滴
粉砂糖 … 5g
リンデンハーブパウダー … 5g
グレープシード油 … 5mℓ

◎作り方
1. ボウルに粉砂糖、リンデンハーブパウダーを入れ、よく混ぜる。
2. グレープシード油を加えて混ぜ、精油類を加えてよく混ぜ合わせる。

◎使い方
1. 手で足全体(足裏、甲にまんべんなく)に軽くなじませ、らせんを描きながらやさしくなでるように手を動かす。爪周りやかかとは丁寧に。
2. 終わったら、洗い流す。
3. タオルドライしたら、ボディオイルやクリームなどでしっかり保湿する。2週間に1回がおすすめ。

◎保存
保存は不向き。作りたてを使う。

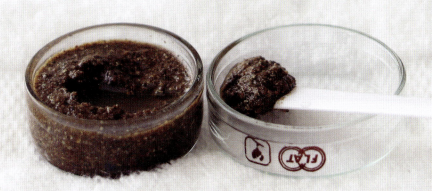

Aromatic Care

Part 3

12月星座の
フラワーエッセンス
Flower Essences

月星座を意識することで、自分らしさをよりよく整えることができます。

月星座に対応した植物からのメッセージを受け取るのです。

このパートでは、月星座ごとの「フラワーエッセンス」との付き合い方を紹介。

頼もしい味方として活用して、心のバランスを保ちましょう！

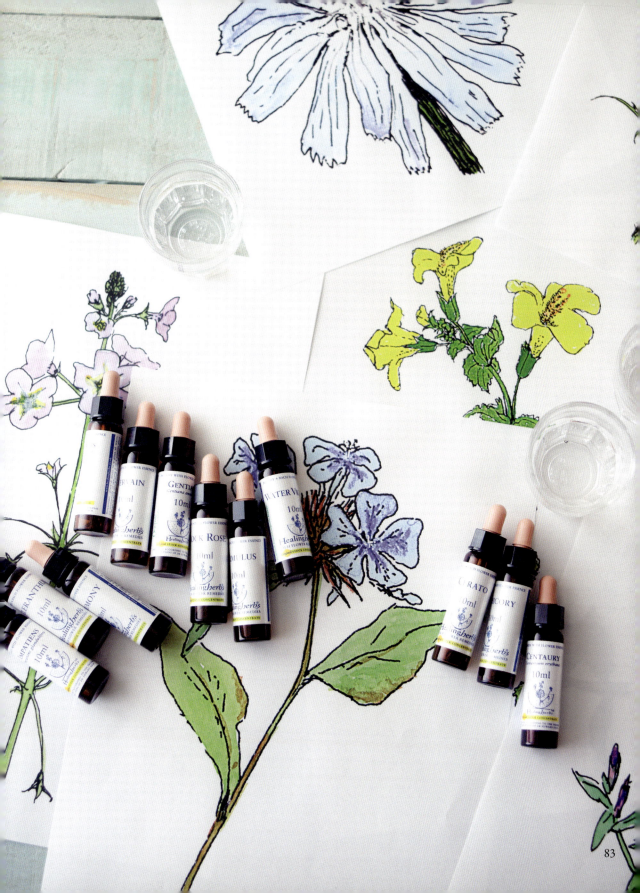

Part 3 / Flower Essences

自分らしさを取り戻す、植物と月星座のユニークな関係

月星座は「潜在的な意識」を表す

「月星座」という言葉を聞いたことがあるでしょうか。あなたが生まれた瞬間、月が入って

いた星座のことです。太陽星座と同様に、月星座も牡羊座から始まって魚座で終わる12星

座となります。

太陽は約365日かけて12星座を巡りますが、月の動きはとても速くて、ひとつの星座を

2～3日で移動します。約28日かけて12星座を巡るのです。ですから、1月1日生まれと

1月4日生まれは、太陽星座では同じ山羊座ですが、月星座は異なります。

月星座は、「潜在的な意識」や「本能的な欲求」などを表しています。それは「内」に隠

されたむきだしの心。ある意味、無防備ですし、気まぐれでわがままです。あなたが生ま

れてから7歳くらいまでの間に示していた性質であったり、リラックスした状態での無自覚

な言動だったり。突然何かが起きたとき、とっさに取る無意識の反応からも、月星座の顔

を垣間見ることができます。

あなたの月が健やかなバランスで活かされていると、情緒が安定したポジティブな心の

状態で生きていけます。一方、バランスが崩れてしまうと、情緒が不安定になってネガティ

ブな心の状態に陥ってしまうのです。

あなたのための「お守りフラワーエッセンス」

さて、水に移した植物のエネルギー（心のバランスを整える力）を利用して、あなたの心をより

よい状態に導く「フラワーエッセンス」のことをご存知ですか。1930年代、イギリス人医師

のエドワード・バッチ博士によって確立された自然療法です。バッチ博士は植物の形、色、

生育場所などを細部までよく観察し、植物のもつ「癒しの力」を発見するとともに、植物と

人との共通点も見出しました。そして、植物の観察を通じて、特定の植物の癒しの力を必

要とする人の、「ポジティブ」と「ネガティブ」の両面を感じ取りました。

本書では、各月星座に対応するフラワーエッセンスを「お守りフラワーエッセンス」と

銘打って紹介しています。フラワーエッセンスは、あなたの月のバランスを整えて、自分

らしさを取り戻すサポートをしてくれるでしょう。使い方は、飲みものに2～4滴加えて

飲む、口の中に直接1～2滴垂らして飲む、手首やこめかみ、唇などに直接1～2滴つける、ロー

ションやクリームに2滴ほど混ぜて使う、お風呂に5～6滴混ぜるなどがあります。あな

たに合った使いやすい方法で取り入れてください。

月星座を調べる
ネットで「月星座」「調べる」などの言葉を使って検索すると、あなたの月星座が分かるサイトがたくさん見つかります。
また、無料でダウンロードできるアプリもあります。

月星座

牡羊座
MOON SIGN

Aries

牡羊座のお守りフラワーエッセンスは、寛容で穏やかな心に導く「インパチェンス」

　月星座が牡羊座の人は、エネルギッシュに困難を乗り越えていくたくましさがあります。そして、無意識のうちに先読みをして、スピーディに行動を起こします。その姿は明快そのもの。

　そうした牡羊座らしさがネガティブに作用すると、自分と同じように効率よく行動できない他人に対し、短気になって辛く当たったり、不機嫌な態度で衝突したりと嫌なムードを広げてしまいます。せっかちな自分のペースに合わせるよう、神経質に他人をせかすので、次第に人が寄りつかなくなり、最終的にはひとりきりになってしまうこともあります。

　そんなときには、牡羊座と親和性の高いフラワーエッセンス「インパチェンス」を利用して、心のバランスを整えましょう。インパチェンスのフラワーエッセンスは、「寛容な心で他人を受け入れ、穏やかなムードで生きること」を教えてくれます。インパチェンスを取ることで、心が穏やかになってくるでしょう。

Part 3

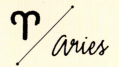

\お守りフラワーエッセンス/

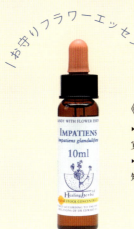

《 インパチェンス 》
▶ポジティブ・キーワード
寛容、やさしさ、優雅
▶ネガティブ・キーワード
短気、せっかち、束縛されるといらつく

インパチェンスの観察

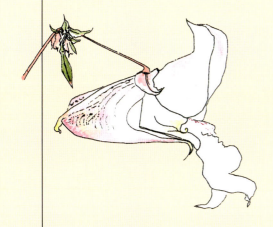

▶ポジティブ
春から秋の数か月の間に2m近くにまでスピーディに成長するインパチェンスの姿は、機敏に行動する牡羊座を象徴しています。また、茎にゆらゆらとぶら下がる上品な薄紫色の優美な花は、穏やかなムードを醸し出しています。

▶ネガティブ
肉厚で太い深緑色の茎には赤い筋が入っていて、これは怒った人がこめかみに筋を立てている様子を表しています。また、周りに不快な臭いを放ちますが、それは不機嫌な人がぴりぴりとした雰囲気を充満させている様子とよく似ています。

Flower Essences

月星座

牡牛座
MOON SIGN

Taurus

牡牛座のお守りフラワーエッセンスは、信念を貫く「ゲンチアナ」

月星座が牡牛座の人は、穏やかで柔和な性格のもち主です。落ち着いた環境が整うと、抜群の粘り強さや忍耐力を発揮し、ひとつのことに根気よく取り組みながら前進していきます。

そうした牡牛座らしさがネガティブに作用すると、取り組んでいる最中に失敗を恐れてやめてしまい、そのことに気落ちしてしまうことがあります。あるいは、のんびりしすぎて周囲から取り残され、すっかり自信を失ってしまうこともあります。ひどい場合には、始める前からあきらめてしまい、そうなると自分への落胆は加速する一方です。

そんなときには、牡牛座と親和性の高いフラワーエッセンス「ゲンチアナ」を利用して、心のバランスを整えましょう。ゲンチアナのフラワーエッセンスは、「チャレンジしていくことは、結果よりも大切であること」を教えてくれます。ゲンチアナを取ることで、前に進む自信を取り戻すでしょう。

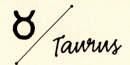

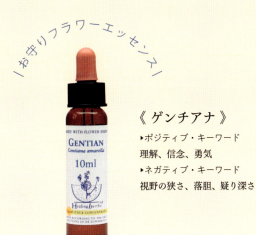

\お守りフラワーエッセンス/

《 ゲンチアナ 》

▶ポジティブ・キーワード
理解、信念、勇気
▶ネガティブ・キーワード
視野の狭さ、落胆、疑り深さ

ゲンチアナの観察

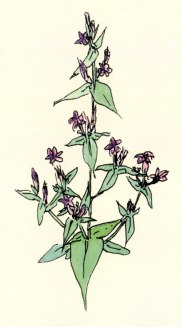

▶ポジティブ
2年がかりで、トランペット状の小さな紫の花を咲かせます。開花するのは、植物が花を咲かせるには遅い夏の終わり。根気強い牡牛座を象徴しています。そうしてやっと開いた小花は、穏やかさと粘り強さを兼ね備えています。

▶ネガティブ
紫の小花は花びらの内側にフリンジ（細かい切れこみ）をもち、先のとがった濃い緑色の硬い葉に囲まれるようにして咲きます。それは視野が狭くなっている様子とよく似ています。

月星座
双子座
MOON SIGN

gemini

双子座のフラワーエッセンスは、自分の直感を信じる「セラトー」

　月星座が双子座の人は、直感的に新しいことを求め、好奇心のおもむくままに行動します。また、頭の回転が速く、人を飽きさせない会話力でコミュニケーションを盛り上げます。

　そうした双子座らしさがネガティブに作用すると、好奇心が強すぎて迷いが生じ、気持ちが不安定になって、自分の直感や知恵が信じられなくなります。そうなると、何を選択したらいいのか分からなくなり、自分の考えがあるにもかかわらず、他人の助言や世間の常識を優先してしまいます。結果、間違った方向に進んでしまう、なんてことが起きてしまうのです。

　そんなときには、双子座と親和性の高いフラワーエッセンス「セラトー」を利用して、心のバランスを整えましょう。セラトーのフラワーエッセンスは、「他人の助言や世間の常識に惑わされることなく、自分の内側にある直感の導きに従うこと」を教えてくれます。セラトーを取ることで、自分の選択を信じる力を取り戻すでしょう。

Part 3

Ⅱ / gemini

!お守りフラワーエッセンス!

《 セラトー 》
▶ポジティブ・キーワード
知恵、自信をもって個性を追求、
正しい決断
▶ネガティブ・キーワード
直感を信じられない、自己不信、
惑わされやすい

セラトーの観察

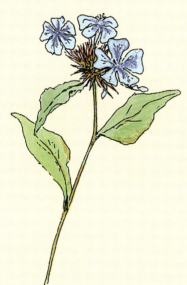

▶ポジティブ
ひらひらと揺れるインディゴブルーの5枚の花びらは、その中心から白い雄しべがアンテナのように突き出して咲いています。深い青は直感を象徴する色。直感的に新しいことをキャッチする双子座を象徴しています。

▶ネガティブ
次から次へと咲き続けるきれいな花は、たった1日で枯れてしまいます。それはその場限りの好奇心とよく似ています。また、枯れたあとの花は、らせん上にねじれてしぼんでしまい、自分の直感や知恵に自信がない様子を表しています。

Flower Essences

月星座
蟹座
MOON SIGN

Cancer

蟹座のお守りフラワーエッセンスは、
現実を生きる力を取り戻す
「クレマチス」

　月星座が蟹座の人は、他人の役に立ちたいという世話好きな一面や、周りの人を包みこむ温かい包容力を備えています。そして、こまやかな感情をもつロマンチストでもあります。

　そうした蟹座らしさがネガティブに作用すると、自分の殻に閉じこもって感情の起伏が激しい気分屋になったり、現実の世界から逃避して身内や仲間に過剰に干渉したりする場合があります。また、今この瞬間に幸せを感じられないので、非現実的な将来をぼんやりと夢見るだけ。心ここにあらずの状態で、目の前の出来事から逃げ出してしまうのです。

　そんなときには、蟹座と親和性の高いフラワーエッセンス「クレマチス」を利用して、心のバランスを整えましょう。クレマチスのフラワーエッセンスは、「地に足をつけ、現実にしっかりと目を向けて人生に取り組むこと」を教えてくれます。クレマチスを取ることで、現実世界での自分の役割を思い出すことでしょう。

69/Cancer

\お守りフラワーエッセンス/

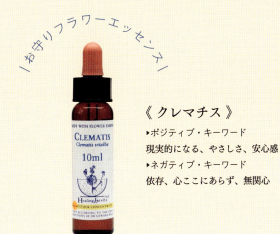

《 クレマチス 》
▶ポジティブ・キーワード
現実的になる、やさしさ、安心感
▶ネガティブ・キーワード
依存、心ここにあらず、無関心

クレマチスの観察

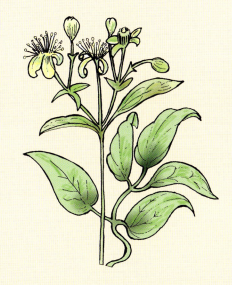

▶ポジティブ
生命力が旺盛で、ツタを他の植物にからませながら豊かに生い茂り、成長します。その姿は周りを温かく包みこむ蟹座を象徴しています。たくさんの白い花は、空に向かって楽しそうに開きます。また、綿毛をつけた種は、ふわふわと飛びながらもしっかりと着地して再生していきます。

▶ネガティブ
花は繁殖するにつれて木を包みこみ、その形をぼんやりさせる印象です。それは現実から目をそらした、うわの空の状態と似ています。じっと眺めていると現実世界は遠ざかり、夢の世界へと誘われます。

Flower Essences

月星座

獅子座
MOON SIGN

Leo

獅子座のお守りフラワーエッセンスは、
他者の考えを受け入れる
「ヴァーベイン」

　月星座が獅子座の人は、自信にあふれた寛大な性格です。自分の意見を賞賛してもらいたいという気持ちもありますが、悪気はなく、純粋で素直な無意識の欲求なのです。

　そうした獅子座らしさがネガティブに作用すると、周囲の人の賛同を得ようと、高圧的な態度を取ってしまう場合があります。執拗に押しつけて傲慢な態度になり、嫌がられることもしばしばでしょう。さらに、自分が尊重されないとひがんだり、あるいは、自身ががんばりすぎて疲労がたまったりすることもあります。

　そんなときには、獅子座と親和性の高いフラワーエッセンス「ヴァーベイン」を利用して、心のバランスを整えましょう。ヴァーベインのフラワーエッセンスは、「自分とは異なる、他人の考え方や行動に寛容になること」を教えてくれます。ヴァーベインを取ることで、相手を尊重する寛容な心を取り戻すでしょう。

|お守りフラワーエッセンス|

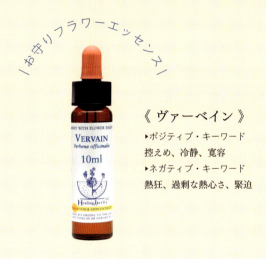

《 ヴァーベイン 》

▶ポジティブ・キーワード
控えめ、冷静、寛容
▶ネガティブ・キーワード
熱狂、過剰な熱心さ、緊迫

ヴァーベインの観察

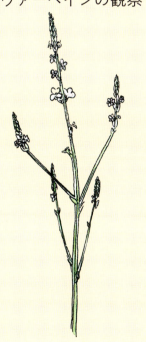

▶ポジティブ
小さくて控えめな薄紫の花は、純粋で素直な獅子座を象徴しています。乾燥した荒れ地や、舗装道路の路肩といったストレスの多い環境にもめげず、上に向かって真っすぐに成長します。

▶ネガティブ
濃い緑色をした太い茎は、可憐な小花とは不釣り合いなほど頑丈で、とてもアンバランスな印象です。1m近く伸びるので、小花の存在を見落としてしまいそうです。理想は大げさにみせびらかさなくても、達成されるのです。

月星座

乙女座
MOON SIGN

Virgo

乙女座のお守りフラワーエッセンスは、
自分の意志で行動する
「セントーリー」

月星座が乙女座の人は、ナイーブな心と思慮深さ、やさしさ、親切心があります。また、純真で清らかなイメージで、ボランティア精神にもあふれています。

そうした乙女座らしさがネガティブに作用すると、細かいことが気になったり、相手に完璧さを求めすぎてしまったりする場合があります。また、自分の意見や考えを置き去りにし、他人の要求を優先して行動してしまいます。自己犠牲してまで、他人に従ってしまうのです。

そんなときには、乙女座と親和性の高いフラワーエッセンス「セントーリー」を利用して、心のバランスを整えましょう。セントーリーのフラワーエッセンスは、「自分の意思で選択し、行動する強さ」を教えてくれます。セントーリーを取ることで、自己主張する強さを取り戻すでしょう。

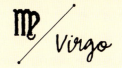

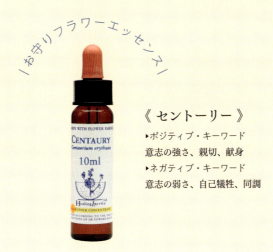

\おまもりフラワーエッセンス/

《 セントーリー 》

▶ポジティブ・キーワード
意志の強さ、親切、献身

▶ネガティブ・キーワード
意志の弱さ、自己犠牲、同調

セントーリーの観察

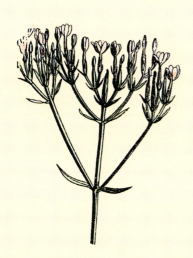

▶ポジティブ
ピンク色の5枚の花びらは、バランスのいい星のフォルムになり、控えめで慎み深く愛らしいものです。その姿はやさしく純真な乙女座を象徴しています。やせた土地でも育つ、強い生命力があります。

▶ネガティブ
とてもきれいな花を咲かせていますが、小さい植物でほかの花に隠れるように生えているので、つい見過ごしてしまいがちで、踏んでも気づかないほど。周囲の植物の丈が高いと高く伸び、逆に低いと低くなる様子は、主張できない状態を表しています。

月星座

天秤座
MOON SIGN

Libra

天秤座のお守りフラワーエッセンスは、自らの判断を確信する「スクレランサス」

　月星座が天秤座の人は、人間関係のバランスを取るのが上手く、その場を和ませることが得意です。もめごとは苦手で、無意識のうちに協調できる能力を備えています。

　そうした天秤座らしさがネガティブに作用すると、すっかりバランスが乱れてしまうので、どっちつかずの状態になり、優柔不断に陥ってしまいます。どうしていいか分からなくなり、心の中はもやもやとしてすっきりしません。他人と関わりたくないので誰にも相談できず、そのうち周りの人の顔色をうかがうようになって、卑屈な考え方をしてしまうことにもなりかねないのです。

　そんなときには、天秤座と親和性の高いフラワーエッセンス「スクレランサス」を利用して、心のバランスを整えましょう。スクレランサスのフラワーエッセンスは、「自分に確信をもち、ためらわずに決断すること」を教えてくれます。スクレランサスを取ることで、人目を気にせず、自分の心のままに決断する力を取り戻すでしょう。

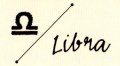

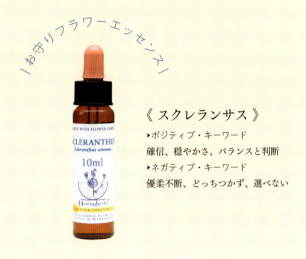

\おまもりフラワーエッセンス/

《 スクレランサス 》

▶ポジティブ・キーワード
確信、穏やかさ、バランスと判断

▶ネガティブ・キーワード
優柔不断、どっちつかず、選べない

スクレランサスの観察

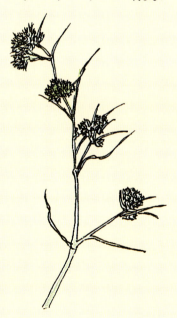

▶ポジティブ
花びらをもたない緑色の花は、一見花には見えません。マットのように這って生え、背が低くて横にも広がらないため背景に同化します。その姿は協調性の高い天秤座を象徴しています。

▶ネガティブ
いっぺんにあらゆる方向に伸び、絡んだように見える茎は、明快さや決断力の欠けた状態を表しています。右に行くか左に行くか、あるいは、前進するか後退するかといった選択以上に、内なる確信そのものを失っています。

月星座
蠍座
MOON SIGN

Scorpio

蠍座のお守りフラワーエッセンスは、無償の愛を注ぐ「チコリー」

　月星座が蠍座の人は、じっくりとものごとの本質を見極める洞察力を備えています。自分の感情を内に秘め、淡々と粘り強く他人と付き合ったり、事態に対処したりできます。

　そうした蠍座らしさがネガティブに作用すると、粘り強さが執着心に変わり、相手に対して嫉妬したり、束縛したりと自分勝手な愛情でコントロールするように接してしまいます。また、与えた愛に見返りを求め始めるので、相手を疲れさせてしまいます。所有欲や猜疑心も強くなるので、周りは嫌悪感を覚え始めてしまいます。

　そんなときには、蠍座と親和性の高いフラワーエッセンス「チコリー」を利用して、心のバランスを整えましょう。チコリーのフラワーエッセンスは、「穏やかな気持ちで他人を愛すること」を教えてくれます。チコリーを取ることで、無償の愛を注ぐことを思い出すでしょう。

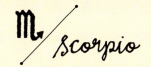

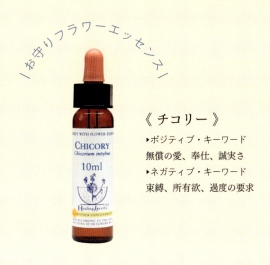

|お守りフラワーエッセンス|

《 チコリー 》

▶ポジティブ・キーワード
無償の愛、奉仕、誠実さ
▶ネガティブ・キーワード
束縛、所有欲、過度の要求

チコリーの観察

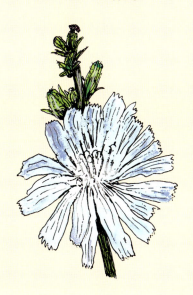

▶ポジティブ
透明感のある水色は、聖母マリアにちなんで「マリアブルー」と呼ばれています。粘り強く豊かな愛情をもって、人と向き合う蠍座を象徴しています。また、花のひとつひとつは、朝早く開いて午後にはしおれますが、4か月もの長きにわたって咲き続けます。

▶ネガティブ
花びらも葉も不揃いなので、秩序がない印象を受けます。葉と茎には硬い繊毛が生えていて、触ると怪我をしてしまうほどです。それは強い執着心で相手を傷つける状態によく似ています。

月星座

射手座
MOON SIGN

Sagittarius

射手座のお守りフラワーエッセンスは、心に落ち着きを取り戻す「アグリモニー」

月星座が射手座の人は、無意識のうちにやりたいことに向かって一直線に突き進んでいきます。常に広い世界を目指し、自由奔放に駆け出していくのです。

そうした射手座らしさがネガティブに作用すると、見た目の陽気な明るさとは裏腹に、心の奥底では深い悩みを抱えて、どうすることもできなくなってしまいます。理想と現実の大きなギャップにとまどい、何事に対してもルーズになり、立ち止まったまま先に進めずもがき苦しむのです。そうした辛さから逃れるため、何かに依存してしまう場合も考えられます。

そんなときには、射手座と親和性の高いフラワーエッセンス「アグリモニー」を利用して、心のバランスを整えましょう。アグリモニーのフラワーエッセンスは、「精神的な苦しみを浄化し、穏やかな気持ちで前に進むこと」を教えてくれます。アグリモニーを取ることで、心が解放され、安らぎを得ることでしょう。

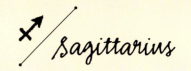

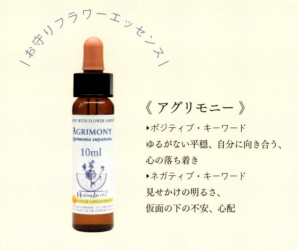

|お守りフラワーエッセンス|

《 アグリモニー 》
▶ポジティブ・キーワード
ゆるがない平穏、自分に向き合う、心の落ち着き
▶ネガティブ・キーワード
見せかけの明るさ、仮面の下の不安、心配

アグリモニーの観察

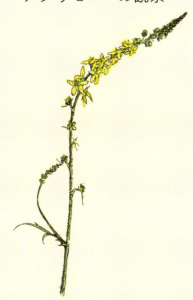

▶ポジティブ
四方八方に向かって、自由気ままに咲き誇る花の姿は、奔放な射手座を象徴しています。また、ベルのような形をした種子にはフックのようなものがついていて、人、小動物や鳥などにくっついて運ばれていきます。その様子は人なつっこさを表しています。

▶ネガティブ
花の先端はまるで教会の尖塔のように、真っすぐに伸びて、5枚の花びらをもつ明るい黄色の花を咲かせます。陽気にふるまうことで、他人との距離を保ち、自分の本当の苦しみを明らかにしません。

月星座

山羊座
MOON SIGN

Capricorn

山羊座のお守りフラワーエッセンスは、
未来を信頼する
「ミムラス」

　月星座が山羊座の人は、着々と努力を続ける真面目さと、社会のルールを大切にする責任感の強さを備えています。他人に迷惑をかけず、自分のことは自分で決着をつけます。

　そうした山羊座らしさがネガティブに作用すると、自分を支えるもの、たとえば資格などがないと、妙に不安になったりします。また、病気になったり、怪我をしたりすると、とたんに恐怖を感じ始めて、他人に対して心を閉ざす傾向があります。自分の恐怖心を誰にも打ち明けられないので、もんもんと悩み苦しんでしまうのです。

　そんなときには、山羊座と親和性の高いフラワーエッセンス「ミムラス」を利用して、心のバランスを整えましょう。ミムラスのフラワーエッセンスは、「明るい未来を信じて、恐怖に打ち勝つこと」を教えてくれます。ミムラスを取ることで、抱えている恐怖に対抗する勇気を取り戻すでしょう。

Part 3

♑ / Capricorn

|お守りフラワーエッセンス|

《 ミムラス 》
▶ ポジティブ・キーワード
信念、勇敢さ、思いやり
▶ ネガティブ・キーワード
劣等感、おびえ、不安

ミムラスの観察

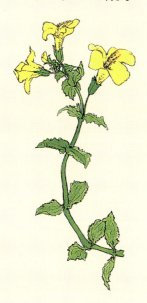

▶ ポジティブ
絶えず水しぶきを浴び、ときには川に流されそうな危険にさらされても、幸せそうに花を咲かせます。その姿は大きなプレッシャーに耐えて生き抜こうとする山羊座を象徴しています。

▶ ネガティブ
川岸の土手に、水に流されないようにしがみついた危うげな状態で育つ様子は、必死に恐怖に耐えている姿を表しています。ステータスを重要視して、本当に大切なことを見失っている心理状態を表しています。

Flower Essences

105

月星座

水瓶座
MOON SIGN

Aquarius

水瓶座のお守りフラワーエッセンスは、人との関わりを喜びに変える「ウォーターバイオレット」

　月星座が水瓶座の人は、無意識のうちに、個性的でありたい、自分のやり方を大切にしたいと感じています。いい意味の個人主義者。クールで理知的な一面も備えています。

　そうした水瓶座らしさがネガティブに作用すると、他人と関わることを避け、干渉されることを極端に嫌がります。そうした態度はプライド高く、冷たい印象を与えがちです。自分のペースを乱されたくないので、ひとりになりたいと強く望み、やがて周囲から孤立して深い孤独に陥ります。そうした調子なので、他人と親しい関係を築くことができません。

　そんなときには、水瓶座と親和性の高いフラワーエッセンス「ウォーターバイオレット」を利用して、心のバランスを整えましょう。ウォーターバイオレットのフラワーエッセンスは、「他人と関わることは、面倒ではなく喜びであること」を教えてくれます。ウォーターバイオレットを取ることで、人との友好的な関係を築くことができるでしょう。

Part 3

106

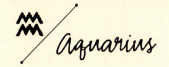

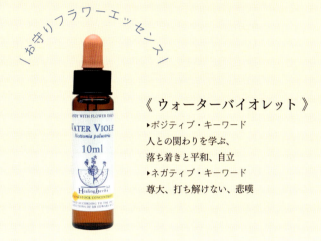

｜お守りフラワーエッセンス｜

《 ウォーターバイオレット 》
▶ポジティブ・キーワード
人との関わりを学ぶ、
落ち着きと平和、自立
▶ネガティブ・キーワード
尊大、打ち解けない、悲嘆

ウォーターバイオレットの観察

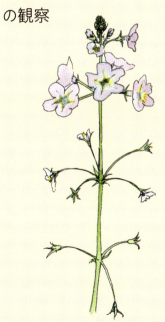

▶ポジティブ
白に近い薄ピンク色の花びらと、花の中心が知識を象徴する黄色のウォーターバイオレットは、美しい王冠のような洗練された雰囲気で、クールで理知的な水瓶座を象徴しています。水中に広がる葉は、レースのように美しいフォルムです。

▶ネガティブ
ほかの植物とは距離のある小川や池など、きれいな水の中で育つ水草です。それはひとりになりたいという考え方によく似ています。また、水中に咲いているので、なかなか近づくことはできません。

月星座
魚座
MOON SIGN

Pisces

魚座のお守りフラワーエッセンスは、勇気を取り戻す「ロックローズ」

　月星座が魚座の人は、豊かな想像力があり、鋭い感受性のもち主です。他人への共感力が強く、自分が犠牲になっても人のために行動します。まるでヒーラーのようです。

　そうした魚座らしさがネガティブに作用すると、感情移入しすぎて、他人の苦しみや悲しみといったマイナス部分まで受け取ってしまいます。そして、過敏になった心は激しく動揺して、極度の緊張状態やヒステリーなどを起こす場合もあります。事態はエスカレートして、やがて周囲にも悪い影響を及ぼすようになります。

　そんなときには、魚座と親和性の高いフラワーエッセンス「ロックローズ」を利用して、心のバランスを整えましょう。ロックローズのフラワーエッセンスは、「過敏な心を整え、前進する勇気をもつこと」を教えてくれます。ロックローズを取ることで、立ち向かう強さを取り戻すでしょう。

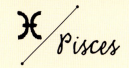
/ Pisces

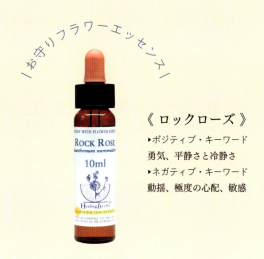

＼お守りフラワーエッセンス／

《 ロックローズ 》
▸ポジティブ・キーワード
勇気、平静さと冷静さ
▸ネガティブ・キーワード
動揺、極度の心配、敏感

ロックローズの観察

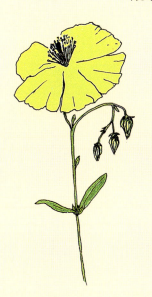

▸ポジティブ
5枚の花びらは明るい黄色で、雄しべも黄色に輝いています。太陽の光できらきらと輝く花は、温かな魚座を象徴しています。また、太陽が降り注ぐ丘の斜面に育つ姿は、ヒーラーの姿と重なります。

▸ネガティブ
ひとつひとつはわずか1日でしぼんでしまいますが、次から次へと延々と咲き続けるように見える花は、恐怖やパニックがどんどん膨らんでいく状況によく似ています。そして、葉は表側だけでなく裏側までびっしりと白い柔毛に覆われていて、周囲の状況に過敏な様子を表しています。

Flower Essences

Afterword

植物と星座の関係は、とても深くてユニークで、かなり魅力的です。
知れば知るほど興味が湧いて、探求心は尽きることがありません。

本書で紹介したさまざまなトピックスやレシピは、
知識や教養として身につけるだけでなく、
ぜひ日々の暮らしのなかに取り入れてください。
実践してほしいのです。
精油、ハーブ、フラワーエッセンスは、
あなたを応援してくれる、お守りのような存在だからです。
お守りは、実際に手にしないことには、効果を発揮しないでしょう。

植物の力は計り知れません。
上手に付き合えば、
その力によって幸福や安息を手に入れることができます。

あなたとあなたの愛する人たちが、
植物の力でハッピーになることを祈っています。

Information

NEAL'S YARD REMEDIES
ニールズヤード レメディーズ

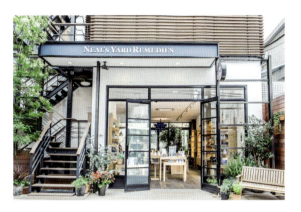

1981年、イギリス・ロンドンの中心部コベントガーデンに、イギリス初のナチュラルアポセカリー（自然薬局店）としてオープンしました。以来、あらゆる人々の日常生活にアロマセラピーやメディシナルハーブなどの自然療法を取り入れてもらいたいと考え、それに関する製品を取り扱っています。

ニールズヤード レメディーズ表参道本店
〒150-0001 東京都渋谷区神宮前 5-1-17
TEL：03-5778-3706
https://www.nealsyard.co.jp/salon/shop/omotesando.html

HOLISTIC SCHOOL NEAL'S YARD REMEDIES
ホリスティックスクール ニールズヤード レメディーズ

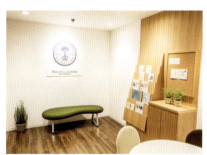

1996年、東京・表参道にホリスティックスクール ニールズヤード レメディーズは開設されました。初めての方からプロとしての専門技術を習得して資格取得を目指す方まで、学ぶ楽しさ、知識以上の感動、出会いの喜びなどが体感できます。表参道校と大阪校では、経験豊かな講師陣から、アロマ、ハーブなどの自然療法をしっかり学ぶことができ、ライフスタイルや仕事に活かせる知識と技術が身につきます。

ホリスティックスクール ニールズヤード レメディーズ
表参道校　〒150-0001 東京都渋谷区神宮前 5-1-17 グリーンスクエア
　　　　　TEL：03-5778-3597
大阪校　　〒541-0041 大阪府大阪市中央区北浜 2-1-21 つねなりビル 2F
　　　　　TEL：06-6222-8051
https://www.nealsyard.co.jp/school/

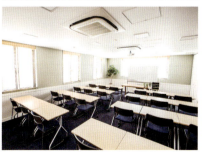

111

Staff

レシピ制作 ●—● ホリスティックスクール ニールズヤード レメディーズ
　　　　　　　[講師：楠本菜緒実／杉浦裕里江／鎮西美枝子]

撮影 ●—● 広瀬貴子
ブックデザイン ●—● 塙 美奈 (ME&MIRACO)
スタイリング ●—● 佐々木カナコ
編集 ●—● 本村アロテアのりこ

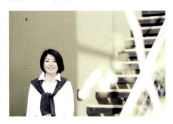

楠本菜緒実

英国IFA認定アロマセラピスト、AEAJ認定アロマテラピーインストラクター、AEAJ認定アロマセラピスト、JAMHA認定ハーバルプラクティショナーなど。植物と占星術の関係のほか、ライフスタイルに合わせた植物の愉しみ方を提案。スクールで、『12星座のアロマレッスン』のほか、アロマセラピー関連の講師をつとめる。

Special thanks to

ヒーリングハーブス社 (Healing Herbs Ltd.)
岸 延江 (ハーブ＆アロマセラピーサロンNaturalis主宰、IFA認定アロマセラピスト／英国占星術協会会員)

<参考文献>
・鏡リュウジ『占星綺想』(青土社)
・Nicholas Culpeper
　『Culpeper's Complete Herbal』(Wordsworth Editions Ltd)
・ワンダー・セラー
　『アロマテラピーのための84の精油』(フレグランスジャーナル社)
・岸延江『星が導き出すハーバルアストロロジー』(説話社)
・ピーター・ダミアン
　『バッチ・フラワーレメディーの占星学』(中央アート出版社)
・ジュリアン・バーナード
　『写真でたどるバッチフラワー』(フレグランスジャーナル社)
・エドワード・バッチ
　『エドワード・バッチ著作集 フラワーレメディーの真髄を探る』(BABジャパン)
・スーザン・カーチス／フラン・ジョンソン／パット・トーマス／ニールズヤードレメディーズ (監修)
　『ニールズヤード レメディーズ BEAUTY BOOK
　手作りコスメとオーガニックメイクアップ』(緑書房)
・レイチェル カーター (監修)／小林直美 (監修)
　『ニールズヤード式フラワーエッセンス Lesson』(河出書房新社)

ニールズヤード
12星座のアロマレシピ

発行日 2018年8月27日 第1刷

監修　　　株式会社ニールズヤード レメディーズ
発行人　　井上 肇
編集　　　堀江由美
発行所　　株式会社パルコ
　　　　　エンタテインメント事業部
　　　　　東京都渋谷区宇田川町 15-1
　　　　　03-3477-5755
　　　　　http://www.parco-publishing.jp
印刷・製本　図書印刷株式会社

©2018 NEAL'S YARD REMEDIES INC.
©2018 PARCO CO.,LTD.

無断転載禁止
ISBN978-4-86506-266-3 C2077
Printed in Japan

免責事項
本書の材料・作り方については、万全を期しておりますが、万が一、やけどやけが、機器の破損、損害などが生じた場合でも、監修者および発行所は一切の責任を負いません。

落丁本・乱丁本は購入書店名を明記のうえ、小社編集部あてにお送りください。
送料小社負担にてお取り替え致します。
〒150-0045
東京都渋谷区神泉町 8-16 渋谷ファーストプレイス
パルコ出版 編集部